我依然在这里

认知症照护的新理念

[美] 约翰·泽塞尔 (John Zeisel) 著

邱建伟 李佳婧 宋剑勇 龚增良 译

U0335755

清華大学出版社

北京

北京市版权局著作权合同登记号　图字：01-2021-5498

I'M STILL HERE, a breaksthrough approach to understand someone living with Alzheimer's
John Zeisel
Copyright © 2009 by John Zeisel
This edition arranged with The Martell Agency through Andrew Nurnberg Associates International Limited
Simplified Chinese edition copyright © 2021 Tsinghua University Press

图书在版编目（CIP）数据

我依然在这里：认知症照护的新理念 / （美）约翰·泽塞尔（John Zeisel）
著；邱建伟等译 . — 北京：清华大学出版社，2021.10
　书名原文：I'M STILL HERE, a breaksthrough approach to understand someone living with Alzheimer's
　ISBN 978-7-302-58944-0

　Ⅰ. ①我… Ⅱ. ①约… ②邱… Ⅲ. ①阿尔茨海默病 – 护理 Ⅳ. ① R473.74
中国版本图书馆 CIP 数据核字 (2021) 第 173712 号

责任编辑： 孙　宇
封面设计： 吴　晋
责任校对： 李建庄
责任印制： 曹婉颖

出版发行： 清华大学出版社
　　　　　网　　址：http://www.tup.com.cn. http://www.wqbook.com
　　　　　地　　址：北京清华大学学研大厦 A 座　邮　编：100084
　　　　　社 总 机：010-62770175　　　　　邮　购：010-62786544
　　　　　投稿与读者服务：010-62776969，c-service@tup.tsinghua.edu.cn
　　　　　质量反馈：010-62772015，zhiliang@tup.tsinghua.edu.cn
印 装 者： 天津鑫丰华印务有限公司
经　销： 全国新华书店
开　本： 145mm×210mm　　　　　**印　张：** 7.5　**字　数：** 146 千字
版　次： 2021 年 10 月第 1 版　　　　　**印　次：** 2021 年 10 月第 1 次印刷
定　价： 85.00 元

产品编号：092716-01

推荐语

《我依然在这里：认知症照护的新理念》为富有同情心的认知症照护提供了革命性的而又务实的路径。对于所有正在帮助这一特殊人群的人士，约翰·泽塞尔先生精彩、柔软而又暖心的内容绝对值得阅读。它提供了一种与认知症人士本人产生联结的新方法，而不仅是去关注疾病本身。"

——丹尼尔·戈尔曼，《情商》作者

"阿尔茨海默病的风暴即将来袭，未来患病人数将翻至三倍，这本关于照护文化转变的书恰得其时。《我依然在这里：认知症照护的新理念》为家庭照料者和专业人士提供了一种切实可行的手段，使我们的视角得以超越疾病，与认知症人士产生情感联结。这一方法是真正积极的认知症治疗手段，远比目前市场上所有的药物更加有效。"

——保罗·雷亚，博士，认知症照护与家庭支持专家
阿尔茨海默病协会马萨诸塞州和新罕布什尔州分会副主席

"泽塞尔博士为一种存在已久的疾病提供了全新的治疗方法。通过关注认知症人士尚存的机能，而非他们的丧失的能力，他不仅带来了希望，更带来了一种全新的可能，让我们能够在认知症人士患病的全过程中持续与之产生联系和交流。科学家正在努力寻求根除阿尔茨海默病的方法，泽塞尔博士将神经科学与环境科学相结合，为照护者提供了操作性强、扎实而富有创造性的建议与方法。"

——科妮莉亚·贝克，博士，注册护士
美国护理学会院士
阿肯色医科大学路易斯·赫恩教席认知症与长期护理方向首席教授

"约翰·泽塞尔向我们这些深爱着认知症人士的人证实了一个我们一直有所怀疑的理论：那个表面上被疾病所改变的人依然在这里，他们在灵魂深处期待着能够通过一对一的交流，可以通过身体和认知训练等方法被爱、音乐、绘画、诗歌所唤醒。随着认知症人士数量的与日俱增，这是一本精彩绝伦且我们迫切需要的著作。"

——玛丽·艾伦·盖斯特，《心的量度》作者

"在本书中，约翰·泽塞尔指明了认知症人士在疾病各个阶段的本能与需求。泽塞尔博士为更好地从情感和智识层面支持认知症人士的需求做出了卓著的创新，开发出了博物馆之旅等艺术项目以及环境设计项目，这些项目和其他充实生活的策略对认知症人士和照护者都大有裨益。"

——巴里·里斯伯格，医学博士
纽约大学医学院老年与认知症研究中心精神病学教授与主任医师

"无论对于那些具有认知症还是没有认知症的人士，本书都是必读的。"
——理查德·泰勒，《从内到外读懂阿尔茨海默病》作者

"《我依然在这里：认知症照护的新理念》中提出的认知症照护理念是令人意想不到的，也是坚定且饱含同情的。全书充满了深刻的洞见、实用的建议，启发与希望。"

——大卫·海德·皮尔斯，演员，认知症人士支持者

"约翰·泽塞尔博士对居住环境的重要性及其对于认知症人士的影响有着很深的理解。他对认知症人士及其照护者的需求高度敏感，并探索出了一系列细腻且富有创造性的方法，用以提高认知症人士的生活质量。如果你想更好地理解这种疾病，了解如何更富有同情心地治疗这种疾病，或者想提高建筑设计思维上的敏锐度，我推荐你阅读此书。"
——罗伯特·H. 舒乐，美国加利福尼亚州加登格罗夫水晶大教堂创始牧师

作者的话

　　如果你想和我、和大家分享你的故事，请写邮件至 MyStory@ImStillHere.org。你可以分享那些你曾经深受感动的关于同情的故事，在实践本书末尾推荐的正念冥想过程中的体会，或者你作为认知症伙伴所获得的深刻体悟——我也称之为认知症的馈赠。

　　我的博客网址 http://www.ImStillHere.org 中，分享了本书中提到的一些绘画作品和其他图片。

序

人类社会正在进入长寿时代，这将是关系人类未来发展的重大问题。在长寿时代更多疾病将与高龄老人共存，带病生存成为长寿时代的普遍现象。如果将 60 岁以上老年人寿命分为健康状态和带病状态，就会发现人群预期寿命的增加主要是带病生存时间的延长，特别是各种非遗传性慢性病导致的健康损失并不会致人死亡，而是与人长期共存。

认知症（又称失智症、痴呆症）就是其中重要的一种将与人类长期共存的疾病。在中国，约有 6% 的老年人患有认知症，总人数超过 1500 万。当前，尚未有药物能够治愈认知症人士，其家人往往承受着极大的照料负担。确诊后，其带病生存时间可能会持续 10~15 年。如何在漫长的照护之旅中尽可能提高个体和其家人的生活质量、减轻负担是老年照护领域的重要议题。

大概 30 多年前，欧美等发达国家的养老行业逐渐意识到认知症人士的特殊需求，开始尝试现实定向、人生故事、怀旧疗法等新的照护方法，提出"以人为中心的认知症照护"的创新思想。经过几十年的发展，记忆照护已经成长为护理业务"皇冠上的明珠"，是最具专业度的一种服务，也创造了为认知症人士和家属带来人生曙光的机会。

在中国，记忆照护业务才刚刚起步。我们要积极学习、引入国际最先进的照护理念和技术，本书就是一次重要尝试。在泰康溢彩基金的资助下，未来我们还要积极引入更多的相关书籍，例如多感官刺激疗法、音乐疗法、怀旧疗法等重要非药物疗法的专著，分享给中国养老行业同仁、认知症人士及其家人。另外，我们也要坚持将所有的新理念、新技术在中国的养老服务中接受实践检验，并将能用的、好用的东西总结和整合到自己的记忆照护服务中。

约翰·泽塞尔博士是享誉全球的认知症照护专家，在 2020 年国际阿尔茨海默病协会上发布了重要报告——《设计、尊严和认知症：认知症相关设计和环境》，在全球引起了巨大反响。约翰·泽塞尔博士就是这份报告的执笔人之一，约翰·泽塞尔博士基于 30 年的亲身实践与严谨的科学研究建立了"我依然在这里"照护哲学，本书便是其奠基之作。

"我依然在这里"照护哲学，通过独具特色的非药物治疗方法和与疾病共处的智慧，帮助我们拨开疾病的迷雾，看到认知症背后的那个人，了解他们尚存的能力与记忆。其特点有：一是发展艺术疗愈项目，精心设计的博物馆导览、戏剧、诗歌、音乐、电影等体验项目不仅能给认知症人士带来活力与意义，减轻症状、减缓认知衰退，更有助于我们与他们建立更好的联结；二是提出认知症环境设计准则，基于神经科学研究成果进行照料机构的空间环境设计，能够更好地发挥环境的疗愈作用；三是提出家属与认知症人士的沟通和关系建立准则，指导我们通过爱和专注当下，与认知症人士建立起积极的关系，从中收获珍贵的"人生礼物"。

优秀的企业既要为社会创造财富和就业，为国家创造税收，也要心怀民生，向善而行，做社会的正能量担当。泰康自成立之日就立志"全心全意报效社会"，把社会责任融入公司战略和文化，不断探索企业履责与可持续商业并行的发展之路。我们希望通过本书，进一步践行和传递"商业向善"的信念，让更多的人从中得到帮助。

感谢约翰·泽塞尔博士对泰康的信任，选择泰康之家团队来主责翻译这部重要专著。让我们一起将"我依然在这里"照护哲学带给中国千千万万认知症人士和他们的家人，给他们带去积极的理念和技巧，让我们通过专业、专注和富有爱的照护，提升认知症人士及其家人的生活质量。

泰康保险集团股份有限公司创始人
董事长兼首席执行官

目　录

第一章

拥抱认知症

一种全新的照护哲学

"为什么有些理念、行为、产品引领了潮流而另一些没有？我们应该怎么去开创和引领属于自己的积极潮流呢？"
——马尔科姆·格拉德威尔

约 25 年前，一位护理院运营者向我咨询关于认知症老人的活动与环境设计方面的问题。这次咨询启发了我对认知症老人的研究兴趣。我的研究背景是空间环境设计，他咨询我的起因是其经营的记忆照护区中有很多闲置床位。在当时，我并没有意识到这会成为我毕生的事业。然而事实如此，正是这个多少有点枯燥的问题，将我引导到了这个有待重新定义的领域。

我的祖父——家里人都叫他阿普斯（Apus），和我们一起居住在曼哈顿岛的上西区。我们叫他"老头子"，理所应当地把他当作一个还能干些事情的家庭成员，但不强求那些他做不到的事。我从未将他的衰老状态看作疾病，这就是过去人们对待老年人的方式。

现在，仅北美就有 620 万人患有认知症，平均每个认知症人士有 5 个照护者，也就是说北美有 3100 万照护者。全球范围内，有高达 5000 万认知症人士，以及 2.5 亿照护者。对这类人群的照护已经成为了主要医疗产业之一，护理院数量逐年攀升，认知症药物销售额每年高达数十亿美元。现有的药物与正在研发的药物为未来一代人提供了希望，但也仅最多能够将病情延迟几个月或几年，药物并不能根治阿尔茨海默病。对于未来的预测是更多认知症人士会在早期阶段停留更长的时间。

在过去的 25 年中，我认识到用"老派的方式"对待认知症人士通常更好，无论他们居住在家，还是协助生活社区或者护理院。为了将认知症人士看作是正常人，而非患者，首先我们必须对他们尚存的能力有足够的认识，如同我们对其丧失的能力的认识一样。我们要穿过疾病带来的迷雾看到背后的那个人。我们也必须尽可能多地采取非药物干预措施，就像我们对待药物干预措施的态度一样。

我一直在这一领域中工作，并逐渐意识到我从认知症人士身上学到了很多。这些所学也同样适用于对待有其他身体、感官或认知能力缺陷的人，包括自闭症、精神疾病、智力迟钝、躁郁症、糖尿病、艾滋病甚至是轻度感冒、膝盖扭伤等患者。事实上，我在书中提到的这些对待患病者的基本原则是普适的。

认知症人士也是鼓励我一直坚守在这个领域的重要原因。疾病对于大脑的影响使得他们在带病生活的年月中变得格外敏锐、富有创造力，并且拥有很好的情绪理解力。

在过去 25 年中我发展、检验了若干理论，并且在马萨诸塞州和纽约州经营着多所疗愈性的认知症协助生活社区（Alzheimer's assisted-living treatment residences）①。我们之所以称之为"疗愈"性的社区，是因为其空间环境、社交及活动组织都能够产生作用，以减少居民的症状，包括激越、焦虑、淡漠和攻击行为。"我依然在这里（I'm still here）"的哲学理念正是来源于这些居民，传播这些积极信号也是我曾经作出的承诺。

必须说明，我们承认没有人愿意罹患认知症，而且目前并没有彻底治愈的方法。然而，"我依然在这里"的理念是看到疾病的积极面：就像是面对装了半杯水的杯子，去看到其已满的半杯，而不是认为它是半空着的。我主张先将认知症人士作为"人"去对待，之后才是疾病。我主张社会应该包容认知症人士，如在博物馆、影剧院等公共场所中。我想在这里澄清，认知症人士通常会带病生活十余年，而在很长时间内他们能够在（比绝大多数人所预想的）更少的帮助下，运用身体机能，享受生活，甚至是学习新鲜事物。同样重要的是，照护者也可以通过分享照片、音乐、艺术、个人故事，带着认知症人士参观博物馆和参与其他社区文化活动，在疾病发展过程中一直和其保持积极的关系，分享鲜活的回忆。

"我依然在这里"是一种全新的世界观，是基于宏观

---

① 协助生活社区是美国的一种养老设施类型，主要服务于需要中度、轻度护理的老人，提供餐饮、助浴、护理等服务。——译者注

背景中的现实考量，即认知症在近期内无法被彻底治愈，数百万认知症人士仍旧可以充满活力地生活而不是居住在机构中，成为社会中的"隐形人"。看待疾病的方式（积极的或者消极的）亦能够对照护者自己产生巨大影响。

这本书带来了两个经常被忽视的常识：

1. 认知症人士会保留一些技巧和能力，不会随着时间的流逝而消失，或者消失得比较缓慢，这为我们与他们联结、交流提供了重要窗口。

2. 这些窗口可以让我们与他建立起崭新的、鲜活的关系，并随着时间的推移一直保持这种积极关系，促进更好的照护，提升幸福感。

接纳并实践这两个常识，还需要我们理解如下几点：

● 在疾病进程中，爱始终是能够被理解的通用语言，即便到了生命的终点。如果所有与疾病相关的人都能够学着对他人说"我爱你"，那么听者就能够更理解，更能活在当下，并使关系不断生长。

● 所有人都拥有一些可以利用的本能，能够建立一个充满爱的关系，如理解音乐、面部表情、抚触——理解一首歌、一个微笑与一个拥抱所传达的信息。重视这些与生俱来的能力能够帮助所有认知症人士比预期表现得更好，因为这些能力是他们从未失去的。

● 记忆并非只存储在大脑的一个区域，如同存在一张DVD光盘中。实际上，我们将记忆的不同内容分散存储于大脑不同部位中——面孔在一个区域，颜色在一个区域，情感又在另一个区域。然后，就像是《星际迷航》中给工程师斯科蒂打电话说"把我送上去，斯科蒂"一样①，大脑会将这些记忆召回。艺术、音乐、环境和认知症友好化的交流都能够帮助那些记忆再现，如同斯科蒂帮助柯克船长和他的船员再次登陆到进取号星舰上一样。

● 认知症是可以治疗的，而最好的治疗就是能够处理好非药物治疗和药物治疗之间的平衡。非药物治疗包括仔细地规划与管理认知症人士周围的社会环境和空间环境。

● 对于总怀着负罪感的照护者来说，十分重要的一点就是不断地提醒自己——认知症是器质性脑部疾病，和他人分担照护工作并不是在违背承诺，而是有助于更好地践行承诺。

● 照护者经常比被照护者更容易得病，也更容易长时间地陷入疾病状态，这是由于照护者总是不能照顾好自己。而照护者照顾好自己是帮助自己亲人的最明智之举。

● 认知症人士总是活在当下。能够以正念的状态活在当下是让我们靠近他们的第一步。通过呼吸让我们完全地活在当下，能够帮助我们感受正在飞逝的瞬间。这样的方式会让我们与所爱的他们尽可能融洽地共处在同一时空中。

随着年龄的增长，很多老年人都会忘记一些事情，并因怀疑自己患有认知症而感到恐惧（健忘并不等同于患有认知症）。"我依然在这里"为理解认知症人士所经历的

---

① 在电影《星际迷航》中有一种称为光子转换传输的技术，可以在瞬间将物体光子化，然后传输到另一个地点，再转换回原本的物体。在剧中，斯科蒂（Scotty）这个角色是操作这项技术的技师。——译者注

巨变提供了一个人性化的视角。这种理解本身就是对抗恐惧的最好方式。然而，很多研究单位和其他团体为了筹资不断地在扩大这种恐惧。这种理解也会将我们引导向同情，即同情会让我们更好地对待自己，更加投入地照料患病的人。

和认知症人士共处的生活可以被看作一个杯子，心态决定了它是几乎充满的还是空空如也。本书展现了积极看待认知症的方式，以使所有与疾病相关的人都能提升生活品质，并提高疾病干预效果。在本书中，认识症的水杯不只是半满的。

认知症人士首先是一个人，然后才是一名患者，而目前全世界几乎都将认知症的确诊看作是一个完全丧失自我、丧失与亲友联结的终极判决。但事实并非如此，在长达十余年的病程中，他们都会不断地呼喊"我依然在这里"。我们所有人都需要在这声音彻底消散之前开始倾听。

本书讲述了当人患有认知症时还有哪些大脑功能会始终保持活跃，也揭示了哪些部分的大脑功能甚至比患病前更加细腻和敏感。

如果我们主要依赖药物去减轻认知症症状，或者我们认为的那些属于疾病的症状，那么我们目前能够采取的治疗方法很有限。一些改善认知的药物确实有一些效果，但这些药物大多都有副作用；一些用于改善情绪的药物可以减少问题行为，但往往都以降低生活质量为代价。

为了评估药物治疗和非药物治疗对认知症症状的改善

程度，我们首先需要在什么是症状、什么不是症状上达成一致。例如，我们都知道认知症其中的一个症状是难以应对复杂的情境，当个体身处这样的情境时，他通常会感到很崩溃、激越，甚至带有攻击性。这个症状是由于大脑前额叶执行功能减退导致的，随之带来的就是难于应对复杂的情境。而如果我们非要将这些衍生的反应也称为症状的话，也只是周边症状甚至是第三级副效应。在第二章中，我会阐述为什么看到这其中的区别是至关重要的，这决定了我们如何开发治疗方式，以及照护者如何与认知症人士建立有意义的人际关系。

基于环境和行为的非药物治疗能够起到巨大的效果而很少有副作用，甚至许多被公认的核心症状都能够被大大减轻。新的认知是：认知症人士依然是完整的人，这个疾病是可以治疗的，不要放弃！

读到这里，有些读者可能会问"不要放弃"是什么意思！？我们读到和听到太多关于认知症人士不能很好地面对他们所处的环境、不能与他人产生联结、丧失了自我意识等的困境。我们每一个照护者都需要借助于那些他们尚存的或不随疾病发展而消失的能力，与他们重建健康的关系。当我们和他们一起听音乐、去博物馆时，就是在重建这种联系。这样我们同时也会减少疾病带来的周边症状，让他们能够利用保留良好的那部分脑部功能，感到自己还能做些什么，从而减少淡漠、激越、焦虑和攻击行为。

认知症不仅在当下广告和电影中展现出完全消极的一

面，在古典文学作品中也是如此。尽管当时莎士比亚并不知道自己是在描写认知症，但他确实也表达出了同样的观念。在《皆大欢喜》（*As You Like It*）第二幕中，杰奎斯那段著名的对人生七个阶段的演说中，莎士比亚模糊地提及了患有认知症的老年人，就像是回到了"童稚但健忘"的状态。

> 全世界是个舞台，
> 男男女女只是演员而已；
> 他们都会退场和登场；
> 人生在世扮演着多种角色，
> 他的表演有七个时期。起初是婴儿，
> ……
> 最后一场，
> 结束了这出奇怪多事的史剧，
> 是二度童年，遗忘得一片茫然；
> 没有牙齿，没有视力，没有口味，没有一切。

尽管这段文字优美而富有诗意，然而我们可以很容易地指出将认知症与孩童类比并不准确。孩子的生活史与记忆都很有限，而老年人，无论是否患有认知症，都有着相当多的生活经历。他们有些曾经历了多个历史时期，有些曾经在不同城市甚至不同国家生活过，有些也经历了周围世界的变革。他们见证了科技的发展和政权的更替。他们大都有子女和孙子女，他们知道如何修补破损的物品、做饭、造房子、教书、写作、绘画、弹钢琴、编织等，这里仅指出了一小部分他们会做而孩子不会做的事情。他们的生活经历影响深刻，一些人曾经在战争中战斗，一些人曾经为了和平游行，一些人曾经在集中营忍受苦楚，一些人曾经离开祖国去他国避难。他们曾经承担起工作任务并获得成就与嘉奖。他们绝非如孩子一般。

　　另外一个不准确的认识是，一旦被诊断为认知症，他们就被宣布没有未来了，即诊断更像是一种审判。这种疾病的病程可能会持续 10~15 年，如此长的时段必然可被称为未来。那些并不了解此疾病的人会问，"如果老年人不再记得他们的孩子、他们自己是谁，还能说有未来吗"？这个问题的假设是记忆已经消失，但实际上这些记忆只是在没有任何帮助下更难被提取。这个问题也同时假设未来是建立在过去和对过去的记忆之上。然而，未来其实是建立在许许多多当下时刻之上，即个体所经历的每一分钟、每一天。当我们想到认知症人士拥有的未来时，就能够促发新的人际关系、提升生活质量并创造欢乐时光。想到他们的未来也需要我们理解：认知症人士是一个以过去的自己作为参照的"新"人，但已经不再是原来那个人了。我们与他们的关系也不再是原来的样子。尽管他们仍然关心并爱着我们，我们也关心并爱着他们，我们必须怀有新的预期，建立新的联结。第一步就是把固有预期和角色关系抛弃，以免其限制我们看到他们本身，以全新的方式与他们产生联结。

　　认知症人士及其家庭成员都在家族故事的发展进程中

扮演着关键角色。每一名家庭成员都掌握着自己的过去、现在和未来。每一个人都知道并且可以与他人分享他们人生中最关键的事件与场景。当家庭成员在场时，他们会知道这是谁，同时唤起自我意识，即便他们可能不会每次都想起来亲人的名字或者与自己的关系。家庭成员需要知道该怎样读取亲人的情绪和身体语言，知道如何去提升他们的生活质量，创造欢乐。家庭成员也是理解当下发生了什么的关键。相应地，认知症人士也会懂得亲人的情绪和身体语言。这种彼此理解的过程并不会在认知症的诊断后终止。

每位认知症人士家属或者亲近陪伴者都会被他问道："你是谁？"或者重复一个他几分钟前刚刚问过的问题。"他已经丧失记忆了！"人们总是这么对自己说。是的，他确实很难再把一些事情植入长期记忆中。第三章讲述了与认知症相关的大脑区域的知识，我们必须懂得这些知识，看到疾病背后哪些区域受损严重，哪些区域并没有受到太多损伤，从而帮助我们与他们建立强有力的联结。

想起一个名字或者最近问过的问题，是我们生活中非常小的一个部分。那些言语无法表达的、快乐与悲伤的感性记忆，那些被孙子孙女拥抱着、听他们讲自己生活故事时露出的满足的微笑是如此重要。在下面的表格中列出了在大脑中不同类型的记忆，每一个都为我们理解认知症人士并与之沟通提供了契机（表1）。

表1 仍然保存的记忆

感官记忆	情感记忆
气味、香味记忆	欢乐时光
触觉记忆	悲伤往事
视觉记忆	害怕记忆
身体记忆	痛苦记忆
音乐记忆	爱的记忆
味觉记忆	兴奋
声音记忆	后悔
本体身体记忆	震惊
	怜悯
身体记忆	**技能记忆**
怀孕	做饭
骑车	跳舞
投掷垒球	画画
打高尔夫球	编织
跳慢四步舞	打保龄球
腿摔伤	缝纫
背负重物	挖掘
本能记忆	**艺术记忆**
阳光	绘画
微笑	诗歌
火炉	音乐
	雕塑
	舞蹈
环境记忆	**自传体记忆**
色彩	生命不同阶段的记忆（童年、求学、少年岁月）
地点	
物体	重要的场合（打猎、海边嬉戏、劈柴）
材质	
环境情绪记忆	特殊场合的记忆
空间记忆	家庭记忆（自己的婚礼、儿子大学毕业典礼）

歌曲记忆	故事体记忆
流行乐	我是怎么遇到我妻子 / 丈夫的？
赞歌	我的童年生活
儿歌	童年重要事件
军歌	当我第一次看电影
舞曲	童话
集体记忆（人生重大经历）	**有关社会规范的记忆**
第二次世界大战	就餐时如何礼貌待人
（第二次世界大战）登陆日	如何恰当地问候来访者
（1977 年）纽约市大停电	在节日聚会上如何行为举止得体
猫王登上艾德·苏利文电视秀	在宗教仪式上如何行为举止得体
肯尼迪总统遇刺	在婚礼上如何行为举止得体
"9·11"事件	甚至只是如何问候他人
舌尖记忆	**习得性记忆（学习）**
那些你明明记得，但没有提示却怎么都想不起来的名字	用筷子吃饭
	每晚将眼镜放在同一位置
	每次用同样的方式布置餐桌
接下来的记忆类型比上面的更容易受到损伤	
认知地图 / 方法（寻路记忆）	**陈述性（习得）记忆**
"当我在那的时候，我就知道我在哪儿了；当我了解目的地，我就知道我该怎么走了；当我到那的时候，我就知道我去过那儿了。"	那些我"知道"的事情（如总统的名字、孙子孙女们的生日）
晚上没有灯的情况下也能准确地找到卫生间	考试记忆——为了通过考试而临时抱佛脚记住的内容
总能找到童年常去的那个地方的路	
总能找到回家的路	

续表

复杂的程序记忆	信息记忆
刷牙	记得刚刚说了什么
组织饭局	记得最近只见过一面的那个人
准备一顿丰盛的餐食	记得刚刚收到的一条电话留言
着装打扮	记得刚刚结束的电话通话内容
给婴儿换尿布	记得某个电话号码
出行打包	

除了最后列出的记忆类型，其他记忆对于认知症人士及其伙伴来说，都是唾手可得的。对于他们来说，即使那些语义记忆、陈述性记忆、找路及其他复杂的程序性记忆，通过合适的方法和沟通技巧，也是可及的。

随着认知症人士年龄的增长，相比其他人来说，他们保留某些记忆的能力其实更好。那些能力可能是根深蒂固且不假思索就能秀出来的技能，如手工编织、钉木头、打高尔夫球、演奏乐器等；另一些则是那些在大脑中与生俱来的才能，如当别人有需要时提供照顾，读懂艺术作品的意义，随着音乐有节奏地打拍子等。无论保留的能力是什么，每个人都一定有疾病带不走的能力，只要那些能力被友善且敏感地对待，每个人都依然能投入到生活当中。

最近，我们去探访了一位朋友前夫的母亲，对她身上穿的漂亮毛衣赞叹不已。她告诉我们这是她自己织的，而且孩子们小的时候，她总是为他们织毛衣。于是，我那擅长编织的朋友马上告诉老人家，她也很爱织毛衣，但是需要有人指点。从那时起，每次探访都会有一小节编织课，我的朋友会带去毛衣针和一绞羊毛线，每次总是向老人家表达她的求学热情。她前夫的母亲将编织技巧和对他人的关爱都投入到针法教学中了。而那些编织带来的美好记忆更升华了两位老友间的全新联结。

每个人都拥有独一无二的能力，可能是为他人大声朗读报纸、唱歌、打理花园或跳舞。不论那些能力是什么，它们都依旧在那里，我们要做的事情是去发现、去鼓励、去拥抱。这样，不论疾病进程如何，认知症人士都能保持尊严和独立，并获得自尊。

尽管认知症人士很难深入思考他们所看到的，但是他们①往往保留了强大的观察力。当面对客观状况时，不论处在哪个疾病阶段，他们总能准确地描述出自己所见。不像其他人，总是不自觉地反思"我该不该说？"或"现在这个场合说这些合适吗？"他们并无类似负担。他们的观察力和理解力，让他们成为非常好的倾听者和陪伴者。不论是简单地在公园里散步或穿过一个购物商场时，他们总能看到那些被我们当作理所当然而忽视的美好事物。他们总是充满好奇心，总是能说出好笑的事情。你深爱的患有认知症的他，真是一位非常棒的陪伴者。

认知症人士是艺术家、表演者和专注的观众。艺术家总是避免过度地自我批判，在创作艺术时自然地表达自己。正是因为大脑的"比较"功能无法正常运转，许多认知症人士成为了比他们患病前更好的艺术家。就像那些专心致志的艺术家一样，即使疾病带来一些显而易见的困难和阻碍，他们

---

① 为与原书保持一致并保证阅读流畅性，本书翻译过程中对没有具体指代的第三人称随机选用他。——译者注

很少考虑社会陈规而总是能坚持自己的创作目标。认知症人士常比我们中的大多数人更自由、更诚实、更善于表达。

在第四章中介绍的阿尔茨海默病艺术家项目（the Artists for Alzheimer's program，ARTZ）正是这样一个多元化项目，鼓励认知症人士及其伙伴去运用他们的特殊创造力。认知症人士的艺术能力，其特别迷人之处在于艺术欣赏和艺术创作中表达自我的能力。这种能力主要源自他们的单纯、毫无杂念。当认知症人士在博物馆看到绘画作品，他们的洞见总是有趣、好玩和充满艺术美感，一如他们在ARTZ项目中创作的作品那样。进行艺术欣赏时，他们的感知力总能被充分显现出来。

我和同事肖恩·考菲尔德（Sean Caulfield）在纽约现代艺术博物馆为认知症人士组织策划了一场特殊导览，在观赏法国画家图卢兹·罗特列克（Toulouse-Lautrec）的作品《走进红磨坊的贪食者》（*La Goulue at the Moulin Rouge*）时，几位参与者凭直觉指出，左上角那位将女人拽走的"男人"看上去很粗犷，尽管他穿着裙子留着长发（或戴着假发）。细致地观察后，发现那个人手很粗壮，确实有很多男性特征。当画家罗特列克创作这幅画时，著名作家奥斯卡·王尔德（Oscar Wilde）正在看望罗特列克，画中的那个人物，表面上是画中女主角的姐妹，但也很有可能是对王尔德的致敬。艺术史上评论家对罗特列克猛烈批评，正是由于画中出现外表如此粗野的形象。这些活动参与者[1]对于画中人的

---

① 即认知症人士。——译者注

粗犷和性别的讨论，与艺术评论家的观点惊人一致。我曾见到很多认知症人士对于艺术品具有类似的洞察领悟。

当欣赏他人的艺术作品，不论是绘画、诗歌、戏剧、音乐、马戏或是短片时，认知症人士往往更平等自然，不随意批判。他们都是艺术家。当澳大利亚艺术家和文化顾问玛丽莲·辛特拉（Marilyn Cintra）和我谈论这个话题时，她告诉我，"为什么我和认知症人士相处时如此放松，现在终于明白了，因为他们和我一样艺术"。

在第四章和第五章中，我将讲述视觉艺术和戏剧艺术，如博物馆展览、音乐、戏剧、电影和马戏，是如何以独特的方式影响着认知症人士。艺术体验让她们可以更长时间地集中注意力，去感受和表达他们的感知，去激发他们的长时记忆和短时记忆。各种形式的艺术可以使人们，无论是否患有认知症，关注于自身之外的事物，而不仅仅是彼此。在第七章和第八章中，我将介绍这种共同体验是如何拉近人们的距离，帮助大家建立一段全新且强大关系的。

艺术体验能激发人们的潜能，拉近各方的距离，而我们所居住的环境也同样重要。第六章的主题是为认知症人士提供合理的环境设计，支持他们更独立地生活。好的环境设计可以帮助他们知晓哪里是安全的，提示方向，并能明确属于他们自己的空间，帮助他们理解与他人相处时应该做些什么。专为认知症人士设计的环境，可以减少疾病的周边症状（即那些并非由于大脑病变带来的核心症状），如淡漠、焦虑、激越和攻击行为等。这些周边症状大部分并非由疾病引发，更多的往往是由于认知症人士的居住环境令他沮丧和难过。在第六章中，我将讨论那些帮助认知症人士更好地生活的设计原则，包括：

- 对出入口进行伪装，尽可能让通往危险场所的那些出口显得低调些；
- 在走廊尽头提供目的地，让人们有目的地散步，而非无目的地游荡；
- 为个体提供私密空间，用私人物品来布置房间，加强他们的自我感知；
- 公共区域采用不同的装饰和空间尺度，引导发生适宜的行为；
- 花园设计要有疗愈作用，保证安全，促进居民感知到时间和季节；
- 让照护机构有"家"的感觉，让他们感觉就像住在家里一样；
- 保证多感官元素的植入，诸如颜色、声音和材质等，因为这些元素对于居民来说很容易理解；
- 提供支持性环境，让每个居民尽可能独立生活。

艺术、环境设计及音乐往往能传递出每个人的个性，这些个性需要被人倾听。认知症人士总是会明白地告诉你他们是怎么想的。他们可能无法像左脑高度发达的人那样使用复杂词汇去表达自己，但他们依然表达得清晰有力。随着疾病的进展，他们可能会通过微笑或皱眉来表达，用身体语言来表达，用拥抱的方式来表达，或者是用重逢之时眼中闪烁的光芒来表达。只因为他们不再用过去的方式或我们熟知的方式与世界联结，我们就常常轻率地将他们当成微不足道的人。用这种方式放弃他们，既贬低了他们，也降低了我们自己的生命质量。是我们让他们承受着被抛弃感与孤独感，而我们也总是背负"我们应该去看看她"的心理压力，但在探访时却什么也不说、什么也不做，只是耗着时间，等待离去，好继续自己的生活节奏。

认知症十余年的病程中会经历不同层次的认知功能水平和损伤状态。在这个过程中，尤其是早期阶段，每位患者都有能力建立有意义的关系，都能感知世界，都有情感，并积极参与生活。为什么我们的社会总是一把将他们推开，而不是想办法让其能参与到我们的生活、我们的社区中来呢？原因之一正是我们自身的无知，不知道如何与那些经历疾病变化的人建立关系。每个深爱并照顾着认知症人士的人，在面临疾病给他带来的变化时，在与他建立关系时，似乎总面临着难以克服的重重障碍。尽管因为如上顾虑，但每段与他们建立的关系都是充满活力且回报满满，有时新关系甚至比旧关系更棒，但前提是，我们要愿意去重新了解彼此。

这种全新建立的关系是双向的，既可由伴侣发起，也可由认知症人士发起，彼此表达需求和给予回应。每个努力学会告诉对方"我爱你"的人，都可以得到这种关系。因为即使身处疾病，即便来到生命终点，爱依然是人人都能懂得的永恒语言。

想要建立这样关系的人，筋疲力尽时，还应学会说出，"请帮帮我吧！"唯有先把自己照顾好，才能持续照顾好对方。对于健康的一方，为自己考虑似乎显得很自私，但请记住，这非常有必要。

我由于管理着协助生活社区的记忆照护区，每次旅行或聚会总是能碰到认知症人士家属或朋友。我不会一上来就告诉他们，去与亲人建立关系，而是会利用他们自身内在的知识，与他们共同展望美好场景，让他们看到即使在疾病阴影之下，仍可以让老年人投入到生活中来，为他们提供意义，建立积极关系。不论他们是何种"伙伴"关系，朋友、亲人、配偶、子女或专业人士等，我都会根据角色不同调整我的说法。我总是依据他们的反应，给出不同的应对方法。

他们可能会问，"我的妈妈认不出我了，我能做什么？"我便接着问，当他们去看母亲时是怎么打招呼的。他们说，"嗨，老妈，你记得我吗？"这听上去是在考她的记忆力，很是令人沮丧。于是大概率她会不耐烦地反问，"不记得，你是谁？"或者，他们是否是用了这样的方式？握住母亲的手，从正面平视她，看着她的眼睛说，"嗨，老妈，我是你的儿子亚历克斯，我们总是相处得很开心，我非常爱你。"这种开场白，往往能收获对方的微笑，会听到这样的回应，"哦，亚历克斯，很高兴看到你。"

或者他们会问，"我朋友刚诊断出阿尔茨海默病，当我给她打电话时，她都不知道我是谁了。于是我再也不给她打电话了，我还能做点什么呢？"这时，我就会问他，"那你最近有没有去看看她？"他们通常会告诉我，不再去看她了，因为"那又有什么用呢？"我便会告诉她们，"有用的。"

这个"有用"是因为他们和他们脑海中的美好回忆，可以让朋友不脱离原有的生活。我通常建议他们去做一本相册，整理下一起旅行或纪念日聚会的照片，带着相册来到朋友家，以自我介绍开场，和朋友一起翻阅相册，重拾那时的感受，谈谈过去的美好时光。

当他们告诉我，他们认识的那个人已经无法集中注意力，总是走来走去。我会告诉他们，我们也曾遇到过同样的情景，尝试与她一起看照片时，她会紧张地在屋子里走来走去，完全忽视我的存在，甚至自顾自哭起来。当她激越时，的确很难去吸引她的注意力，但也并非毫无可能。我掌握到的技巧，就是专注于你自己手头上的任务，不论外面发生什么，反复耐心地请教她，让她帮你理解那些照片。这是关乎意志力的，谁的意志力更强大，谁就能更好地控制局面。

当我问他们对于那个人的感受时，他们毫无例外地用了同样的词——"爱"。向认知症人士表达爱意是与其建立联系的关键之一。坦率而真诚地说"我爱你"，是真诚地与自我沟通，也让那个人有机会和你坦诚交流。爱是全世界通用的天然语言。人们往往直到生命终点，才能懂得，唯有爱，才能让你接受他们的本真模样。

我总是在对话中这样收尾，仅仅开始思考接下来如何实施就已经很难了，因为亲人已经发生改变，所要建立的关系也会随之而变。但只要开始沿着这个方向走下去，他们将给予亲人生命中最重要的东西。同时，照护者自己也将收获巨大满足感，那便是来自认知症的馈赠。谈话过程中，我总是尽可能为他们营造更积极的心理状态，而非讲授一些碎片化的知识。在减轻认知症重负的道路上，首先应该改变的是观点和看法。

"我依然在这里""请帮帮我""我爱你""不要放弃"是我想传达给认知症人士及其照护伙伴的信息。本书中，伙伴指的是与认知症有关的每一个人。不论是认知症人士或是关系中的另一个人，对于彼此来说，都是伙伴。伙伴是那个愿意花时间陪伴的人，"伙伴"这个词涵盖了配偶、正式照护者、朋友、医疗专家、社工或亲属等。

每个人都在不断地成长、变化。在与疾病同行的路上，如果能将变化中的他们和我们紧密相连，我们对自己，对人际关系，甚至对人生意义，都会有更多参悟。

以上，是我们与认知症人士共同生活时收获到的礼物。

第二章

认知症的旅程

疾病症状与发展进程

焦虑是对生理或者社会状态相关威胁的一种普遍的、本能的反应，这是达尔文所注意到的关键生物学事实，促进了动物焦虑状态模型的发展。焦虑是对潜在威胁的预警信号采取的适应性反应。

——埃里克·坎德尔

认知症病程伊始，人便能够感知到自己正在发生变化，不再像从前那样能够达到自己或者他人的预期，无论是在工作场合，还是在家里；无论是在家人面前，还是面对公众。他往往身陷每天日常活动中无处可逃。这并非意味着他不能在公共场合表现良好，只是他再也无法做到像过去那样，或者像别人一直以来期待的那样好。如果他人因为他的"改变"而避免与其交往，他将变得更加孤立无援，更加茫然。如果能够帮助他发挥那些尚存的能力、认可他的点滴成功，他就能够摆脱病耻感，踏入灿烂的日光之中，充分地做回自己。正如凯斯琳·麦克布莱德（Cathleen McBride）在自己确诊后为阿尔茨海默病协会马萨诸塞州分会写的通讯简报，"我才刚开始真正享受生命的当下，那些我曾错过的精彩生活。简言之，我会把认知症看作精彩人生的一个新阶段，其挑战性和趣味性不输于此前任何人生阶段。"

与凯斯琳·麦克布莱德一样，理查德·泰勒（Richard Taylor）也患有阿尔茨海默病。写下下面这段话时他 63 岁，他于 59 岁时被确诊，这意味着他患有早发性阿尔茨海默病，这一类型约占总患病人数的 10%。在退休之前，他在印第安纳大学、韦恩州立大学、莱斯大学讲授变态心理学、商务沟通、公众演说、人际互动等课程。

理查德通过邮件向朋友和同事发布自己在患病过程中的所思所感。他写道，"我时不时地在自我和疾病之中发现一些有趣的洞见。我开始去琢磨思维，因为这是我赖以生存的技能"。他也是《从内到外读懂阿尔茨海默病》（Alzheimer's from the Inside Out）一书的作者，从患者角度书写其患病历程。

2007 年 1 月 5 日，理查德向他包括 6 000 个邮件联系人的列表发送了一封邮件。下面这段话向我们清楚地展现了他不仅仅是"依然在那里"。

一个来自所有我将成为的那个"我"的请求

在出生的那一刻我便是一个完整的人。是的，即便是在青少年时期我也是一个完整的人。现在的我依然是一个完整的人。即便是死亡将近，即便在死去之时我依然是一个充盈而完整的人。尽管拜阿尔茨海默"医生"和他总是徘徊在我耳边的那脚步蹒跚的队伍所赐，我正在经历我们所有人都无法预知或者理解的进化、改变、变形——但我依然是我！

我永远不会是一个四分之三的人，二分之一的人，或者是七十三分之一的人。无论是曾经还是以后，我的生活中都不会有那个我不再完整的时刻。请务必了解这一信息，因为这对我，对那些爱我的人，对那些有偿提供照料服务的人都至关重要。这对于我们的社会也同样重要。我始终是我……

为什么人们总是不明白和不理解我依然是他们其中的一员这一事实？说真的！只是不完全和他们一样，只是有些许的差异，但总体来说是一样的……

如果你正在尝试帮助我尽可能长时间地保持我所能够做的，请举起你的手。当下及我死前的每一天，有谁想要帮助我尽可能做我所想做的、能做的、应该做的？

我的确相信有些人现在并不把我看作一个完整的人。任何可见的症状都是我不再完整的迹象。一些人看到我现在依然完整，但是迟早我将不再如此，并且因为这一结果无可避免，他们现在就替我感到十分惋惜。而另一些人看到我依然完整，尽管有一些缺失，但还不足以宣告我是有缺陷的，不是从前的那个我。"你依然是我的丈夫，但是有时你的做法和我嫁的那个男人不一样了。"

他们当然全部都错了。我还是我，我并不一定是自己或者你曾经熟知的、那个患病前的我，但仍旧是我。

随着疾病的发展，"我患有认知症"这一事实会逐渐从他脑海中淡去。认知症人士会越来越少地意识到自己病了。另外，他依然非常在意自己是否和他人合得来。当妻子指责他说车轱辘话，或者忘记说好的事情时，他会像患病前一样懊悔，甚至会感觉更糟糕。因为他只能很困难地记得一些事情，而更难理解自己做错了什么，为何会受到指责。他依然拥有很多记忆，但越来越难以正确地定位到"记忆银行"中的准确位置。

在这一阶段，觉知、理解，并且对这个人依然在这里的事实作出反应，需要照料者给予更多的投入和关注。通过下面这些行为他能够感受到被尊重和保有尊严：

● 直接与本人对话——永远不要在本人在场时以第三人称提起他。

● 不留痕迹地帮助他获得控制感——帮他整理穿错的衣服，轻轻地提示他如何自己去到目的地，等待他自己表达而不替他说话。

● 提供道具——随时把照片、纪念品放在触手可及的地方，暗示他那些重要的记忆，在介绍时尝试用这样的句式"你记得小派派吗，你的外孙？"

● 永远不要去考他的记忆——永远不要问"你记得我的名字吗？"或者向他展示一张照片然后问"你知道这是谁吗？"

在这趟旅程的终点，尽管他可能失去了用语言清晰交流的能力，可能需要他人的大量帮助才能从房间的一边走到另一边，但他依旧在那里，能与我们产生联结。摸摸他的手或是肩膀（肢体上的接触）永远都能有效地让他意识到你在那里，他也在那里，你和他依然有一种关系。家人在场永远是能够被感知到的，虽然别人会说他不知道你在那里。他知道！音乐、图像、香氛，以及其他非语言的交流，都可以让他知道，照护者也能感觉到他在那儿。聆听他在说什么，或只是去感受他正在表达的，"我依然在这里，谢谢你了解这一切"。一开始，你需要去相信，并准备好自己听到这一声音。你需要足够的意识和当下感，去看到和回应他所给予你的一些信号，如一个微笑，一只抬起的手，对拥抱的回应。你也必须反思作为人的本质。一个人是否必须能够清晰地与人沟通，能够记起历任美国总统的名字，能够自己照护自己，才能称之为一个人？

什么是症状，而什么不是症状

正如我刚说到的故事，认知症的症状伴随病情过程不断发展。要更明确地指出症状会比想象的更困难，因为绝大多数人倾向于把所有与认知症相关的行为表现归结为一个词，即症状，而不管到底是什么原因引起了这些行为。

深入的临床与分析研究已经澄清了哪些症状是认知症的核心症状，哪些是次级症状，哪些其实是对社会环境或者空间环境的自然反应而并非症状。

马萨诸塞州贝德福德退伍军人医院（Veterans Administration Hospital in Bedford, Massachusetts）的拉迪斯拉夫·佛里瑟（Ladislav Volicer）医生认为，认知症的核心症状是由认知或者机能损伤所直接导致的。认知损伤包括难以提取在特定场合下需要如何表现的记忆，如在聚会中开启一段轻松的对话；也包括执行功能的损伤。执行功能是由我们的前额叶负责组织活动的复杂程序，它的损伤使得开展活动更加困难。语言障碍也使个体很难清晰地表达自己的看法或者理解他人的语言。功能性障碍使得个体更难使用工具或者器皿，也无法像过去那样保持一些专业技能和兴趣爱好，最终则会导致一些最基本的日常活动也难以自理。

周边症状是由核心症状所带来的，但并不是它们的直接反应。在一个充满压力的情况下，如一个人难以控制住自己的冲动（认知症的主要症状），认知症人士会用力打人，这是由于他无法应对他周边发生的事情所导致的，并非疾病的核心症状。从他人如何看待这一角度，一个重要分类方式是有些周边症状对其他人不造成困扰，而另一些则十分麻烦。淡漠，即毫无目的，并对周边的事物漠不关心，是最主要的一类不造成困扰的周边症状。在比较极端的情况下，一个淡漠的人只是盯着空间的一点，而不与旁边的社会环境和空间环境产生任何互动。人们通常只是忽略这种淡漠行为，因为这并不对他们造成影响。然而，这种常被忽视的淡漠恰恰是个体感到不舒适、生活质量较低的表现，而引导其参与到有意义的活动当中能够有效治疗这种周边症状。

那些给照护者和他人造成困扰的周边症状也并非大脑

损伤的直接后果，他们通常可分为两类：一类是唤起因素不明的（可能是周围的环境、人际互动等），另一类则是被特定需求唤起的。对于无法归咎于一个明确或者直接原因的周边症状，通常可归纳到一个更广泛的类别，即"激越"之下。根据认知症学者吉斯卡·科恩－曼斯菲尔德（Jiska Cohen-Mansfield）的研究，表达出激越是认知症人士尝试告诉他人自己很兴奋或者感受到了一些不愉快。真正的激越通常表现为不安、重复动作、激烈的言语，并且在减少了所有可能使他不适的内、外部刺激时仍会出现。

激越不应该与被特定需求引起的攻击性情绪相混淆。通过引导他投入到持续的活动当中，我们可以减少甚至消除激越行为。而减少攻击性则需要找到并消除相应诱因。

攻击性并非一种疾病症状，至少对于绝大多数类型的认知症不是，而是认知症人士感受到他人攻击性时的一种自然反应。攻击性也可能来自其他的原因：没有被满足的生理需要，不适宜的环境，不甚愉快的人际互动等。伴随疾病的发展，认知症人士可能在他饥饿、干渴而自己难以识别或者表达时，变得具有攻击性。同时，一些未被发现或者没有妥善治疗的疼痛也会成为另一个重要而常被忽视的攻击性诱因。当我们正确地识别并且妥善地治疗疼痛，如撞到桌角形成的一块大腿淤青，或者恼人的尿路感染，我们能够大大降低抗精神病类药物的使用。室内过热或者过冷、环境嘈杂、缺少可以安全散步的空间等环境刺激也会使人不适，进而导致问题行为。

在人际交往中不考虑认知症人士的感受也可能导致其

攻击性。当人们突然成为了被照顾对象时可能会陷入困惑，因而他们认为拒绝照护者的帮助是理所当然的。试想，当一个陌生人假装认识你，并且突然间想要将你的裤子脱下来时，你会作何反应？这可能就是认知症人士使用暴力抗拒照护时的体验。此时如果照护者坚持要提供照护，他可能会拳打脚踢，以抵御他所认为的陌生人的侵犯。我们必须了解，绝大多数认知症人士并不会在未被激怒的情况下采取暴力，而照护者有责任尽量避免佛里瑟医生所说的"固执型照护"引发的挣扎与抗拒行为。我们可以通过改变协助沐浴、梳洗、用餐的策略来达成目标。例如，以面巾擦洗代替淋浴，等他安静下来再开始照护，或者在照护过程中与他聊聊人生故事以转移其注意力。

眶额皮层、丘脑与海马体的受损会导致认知症人士难以应对复杂环境，或者难以控制自身冲动，这是认知症的核心症状。当发现自己处在陌生而充满压力的社交环境中时，他们往往会作出焦虑、生气或者恐惧的反应，而这些都是再正常不过的反应。不被关注的感受有时会导致一些认知症人士出现打人、喊叫或者变得激越并具有攻击性。脑部功能受损是患有认知症的生理表现，而丧失对冲动的控制能力则是核心症状。在复杂的社交情景中感到困惑，作出行为反应则是周边症状。当身处在有问题的环境中，激越或者攻击性是一种自然反应，因此，这与其说是一种疾病症状，不如说是一种可以消除的副效应。

正确地界定和区分症状的程度能够让我们更好地看待疾病，更恰当地治疗真正的症状。这为照护者与认知症人士之间建立全新而持久的关系提供了基础，并可帮助其更好地了解在他们身上正发生着什么。

从核心症状、周边症状的角度思考疾病，为开发出一套真正协调一致的治疗体系提供了基础。这个框架始于承认认知症人士会随着脑部功能退化发生一系列变化。脑部神经的问题最终会导致个体越来越难以完成自身功能需要如穿衣、沐浴等，越来越感到抑郁，还可能会经历错觉。

这些次级症状反过来也造成其他副效应。他最终越来越依赖他人来完成日常事务，在新环境中迷失方向，在不熟悉的场景下感到焦躁，难以发起对他们有意义的活动。

非症状的"症状"只是一种对外部刺激的合理反应。护理方式、社会环境、空间环境、药物等因素都会导致这种反应。在夜间不睡觉、与他人打架、处于激怒状态、拒绝吃饭或洗澡、表现出淡漠等，都是当人在这些方面需求没有得到恰当回应时会表现出来的行为（表2）。

表2 症状，行为和副效应

核心症状：明确的疾病症状；难以完成以下事物。
- 从大脑的记忆银行中提取信息
- 不依靠帮助提取长期记忆
- 将新的经历植入长期记忆
- 记住不在视野之内的事物
- 记忆新的空间结构
- 应对复杂的、需要排序和协调的情境
- 开展一系列行动以完成一个任务
- 在复杂情境下保持冷静

续表

- 能用语言表达自己的感受
- 区分现实和虚拟的事物
- 控制住冲动
- 不借助外界提示就能保持时间感
- 自发开展有意义的活动

次级症状：由于核心症状没有妥善应对导致的后果。
- 无法自己做一些事，如自己穿衣
- 错觉
- 抑郁

第三级副效应：由于很多时候都能够被消除，因此可能并非真正的症状。
- 依赖他人去完成日常活动，如穿衣、盥洗、用餐、剃须等
- 从有意义的活动中退缩
- 空间定向障碍
- 莫名的焦虑

非症状的"症状"——被错怪的对象：这些对社会环境和空间环境的自然反应并非症状，并且可能被错误归因于患者，而忽略了社会环境、空间环境的存在。

照护相关的非"症状"
- 固执的照护导致的激越抗争
- 拒绝进食、洗浴、穿衣或者参与新的活动

社会环境相关的非"症状"
- 淡漠
- 由不安导致的激越
- 反复喊叫
- 失眠

医疗相关的非"症状"
- 由于药物或者药物相互作用带来的淡漠或者攻击性

空间环境相关的非"症状"
- 从安全和受控的环境中"逃离"
- 与其他居民发生冲突
- 无目的地游荡

一套协调一致的治疗方案会告诉我们，许多专家或者普通人认为的认知症症状其实并非疾病症状。在疾病进展过程中，他的大脑会不断发生功能缺损。尽管有核心症状、次级症状和第三级副效应，但只有核心症状是由大脑的改变引发的，是真正的疾病症状。

如前所述，次级症状和第三级副效应往往是由于错误的照护、社会环境、药物治疗和空间环境所导致的。每次当我试图去澄清这些区别时，我就会想起有一次在瑜伽课上在没有任何支撑的情况下坐在左膝上，伤到了左膝盖韧带。这时的核心症状是功能丧失，即我不能那么轻松地行走了。当我走了太多路时，膝盖会感到疼痛，这是次级症状。而当我感到持续一段时间的疼痛时，我会很容易和他人发脾气，这是第三级副效应。没有任何一个人会把易怒、坏脾气定义为韧带损伤的症状，但是我们面对认知症人士时就会这样。我们因为这些行为责怪疾病，责怪他们，却从不仔细地审视自己，是否做了什么导致了这一系列结果。

四个 A：淡漠、焦虑、激越、攻击性

了解被我称之为四个 A 的行为有助于深入地理解认知症人士（表 3）。如果我们错误地界定、分类、回应和治疗这四类行为，我们将对他们造成更多的伤害而非帮助。不幸的是，这正是大多数所谓"认知症照护"所正在做的事情。

表3　认知症的四个 A

激越（Agitation）——对他人造成困扰的行为	焦虑（Anxiety）——担心自己控制不了的事情
攻击性（Aggression）——出于感知到的他人的侵略性对他人进行暴力行为	淡漠（Apathy）——由于环境乏味无聊导致的低投入感

- **激越**——紧张的行为。其背后的真正症状是无法自主开展活动，表现为一系列的行为，包括焦躁不安、重复动作、大声呼喊、持续言语，尽管这些都是自我消耗的行为，但仍然令人困扰。激越行为常是对于枯燥的一种不安反应。

- **焦虑**——担忧我们臆想出来且无法控制的事。该症状的根本原因是对于时间和因果关系缺少正确认知。与焦虑相关的行为包括表现出紧张感，向外表达担忧，从"令人担心"的社交场合退出。认知症人士的内心世界会不断唤起这种焦虑。

- **攻击性**——踢打他人或者向他人怒吼。该症状的本质是难以控制自己的冲动。根据吉斯卡·科恩－曼斯菲尔德的研究，喊叫是一种经常被用于获取他人关注，以及找点事做的方式。身体的攻击性常是一种对于无法理解的事物作出的失控性反应。"怎么回事"，他也许会问，"难道不允许我走出这扇门吗？"

- **淡漠**——缺少情感。这一症状的本质是无法感知和记住未来的计划，因此也无法对未来作出计划。这一行为通常是由于缺少可以参与的有意思的事，这并不是一种恼人的行为，因为其并不指向任何人，因此也通常不被包含在症状之中。环境中缺少刺激将会引起淡漠。

如果无法治愈，何谈治疗方法？

所有慢性疾病都有这样的问题。艾滋病、精神分裂症及几种癌症都已经随着时代的发展从无药可救转变为可治疗。在 20 世纪 80 年代和 20 世纪 90 年代，艾滋病是不可治愈的，也没有治疗的方法，现在它仍然是无法根治的，但可通过药物加生活方式改变来治疗，如运动、健康饮食、使用避孕套等。数十年来，精神疾病、精神分裂、躁郁症、多发性硬化及多种癌症都已经实现了这种从无法治愈到有药可医的转变。

当认知症老人被贴上"老了""动脉硬化"的标签且被认为是自然衰老导致时，很少有人会考虑到这个情况，因为他们认为这种疾病是慢性的、无望的、无法治疗的。科学家彼得·莱特豪斯（Peter Whitehouse）认为，将认知症人士的大脑衰老区别于一般的大脑衰老是一个"错误观念"。据莱特豪斯所述，是基因和环境的差异使得一些人的大脑老化速度快于其他人。无论你是否这么认为，转变对认知症或大脑快速老化的认识，将之与癌症、多发性硬化、糖尿病、心力衰竭、退行性关节炎等疾病归为同一类型，成为可被理解和管理的疾病。这种新的归类就把认知症当成了可以被治疗的，尽管仍旧无法根治，但不再是一种毫无希望的疾病。这种简单转变也将全球数以千万的认知症人士的生活重新拉回公众视野之中，使他们不再受限于我们对疾病的狭隘理解，即认为他们处在消极等死的境地。

理解治疗与治愈的区别时，可以同样参照我做瑜伽时膝盖韧带受伤的例子。当我忘记了使用瑜伽砖让我的腿可以在身体之下支撑我，我的膝盖过分伸展导致了韧带的拉伤。过分伸展导致的剧烈疼痛使我有几周都不能正常行走。当我又可以走路时，医生让我戴几周膝盖护具，并且每晚都冰敷膝盖，每天早晚各服 2 片消肿药，避免再次受伤，感觉好些时再做一些理疗。她解释说因为有很多微细血管穿过韧带，膝盖永远不会被完全治好，因此我必须想办法使膝盖周边的肌肉更加强健，避免未来再次受伤。我的膝盖已被告知无法治愈，但是可以被治疗。治疗方法是药物治疗与非药物治疗方法的有效结合。正如认知症潜在的病理因素不会消失，但症状可以得到有效控制。

治愈认知症的研究一直在持续，并且前景可观。但是通往治愈之路却很漫长。每年全球都花费数十亿美元去研发能够预防认知症的药物。治愈疾病的研究包括基础实验室研究及对人体神经学、生物学、化学及其在疾病发生过程中的相互作用关系的研究。至少在美国，动物实验会决定实验室研究成果是否能够达到我们所预期的效果；人体临床试验会将被试者随机分为两组，一组给予药物，而另一组给予安慰剂，最终再经过美国食品药品监督管理局的层层审批。这些严格的流程是为了使得被试者免于被尚未成熟的研究或者混乱的医学实验所伤害。所有这些步骤是开发一种安全、有效的药物治疗所必需，也使得近年来在市场中出现"神药"的可能甚微——至少在近十年或者几十年可能性渺茫，即便现在已能搞清楚根本病因。

认知症专家持续争论类似研究是否能够研发出一种新药，用于预防或者"仅仅"是推迟症状的产生。在这里我用了加引号的"仅仅"，是因为假设一个人在 85 岁开始出现症状，如果可以推迟 15 年发病，此时推迟基本可以等同于预防。对于那些担心晚年患上认知症的人，如果发病推迟到超过其寿命，疾病就完全不会影响到其生活。对于 10% 的早发型个体（年龄在 40~65 岁），延后发病策略能够帮助他们享受更多的无病人生，但他们仍旧会在晚年罹患。因为预防与推迟在认知症基础科学研究中很少作显著区别，很多人都认为这类研究所寻找的"灵丹妙药"很快就能问世。

治疗往往意味着减轻症状、改善病况，当然也包括治愈疾病。

治疗作为动词在《剑桥美式英语词典》中有着如下定义："采取行动对（一个患病或受伤的人）状况加以改善，或者尝试治愈（一种疾病）。例如：'这家医院每天治疗数百名患者'，又如：'新药使我们能够更有效地治疗糖尿病'"。

作为名词的治疗在《恩卡塔世界英语词典（北美版）》中是这样定义的："提供医疗照护，通过医疗照护治愈疾病，疗伤或者缓解症状"，以及"药物治疗：一种治疗、过程或者技术去治愈或者减轻一种疾病、伤害或者病情，例如：'一种新的哮喘治疗方法'"。

两本字典中和普通的日常说法中，减轻症状都在治疗一词的含义中扮演了相当重要的角色。治疗疾病或者是残疾，包括针对性地减轻相关症状，即病情的负面影响。感冒症状是流鼻涕，腿骨折带来的麻烦是无法走路，关节炎则意味着无法施展车技。采取行动控制流涕、帮助人们行走、能够完成特定的任务则是治疗。艾滋病、精神分裂症、双向情感障碍，以及如今的认知症，所有这些曾经看起来无药可救的疾病，在现今都是可以治疗却无法治愈的。

治疗方法往往不仅包括药物治疗，以扭伤肿胀的膝盖为例来说明，除了服用止痛药，治疗方法还包括调整空间环境，如增设坡道或者在某些极端情况下安装机械抬升设备，辅具包括使用拐杖、腋拐、热水浴、快速水流（水疗）及膝盖护具。

能够减轻症状的行为和生活方式的改变也属于治疗方法。治疗肿胀的膝盖包括避免剧烈运动，将腿抬高超过臀部，经常平卧休息等，以及通过行走练习使肌肉和神经得到康复。一些并非直接治疗疾病但能缓解症状的治疗方法，包括消肿药、止痛药甚至是一片安眠药。

将非药物治疗与药物治疗相结合是目前看来治疗认知症及相关焦虑、抑郁、认知损伤最有效的方法。很明显，在治疗方法的协同中须首先采用直接且成本最低的手段，然后才采用成本较高、介入性较强的手段。"协同治疗"是社会面对这一日益严峻问题时所需的关键能力。

四个 A 都能够被治疗，即缓解病症，通过一系列循证的协同治疗方法将社会和空间环境、药物有创造性地结合在一起。由以下三个要素构成的协同治疗方法能够应用于治疗任何疾病或者身体状况。

- 社会环境，包括交流、行为及活动。
- 空间环境，包括内外部空间环境的外观和感受。
- 药物治疗，包括对于过度失能和认知症周边症状的治疗，以及提升认知能力。

这种治疗手段并非意味着科学家就应停止寻找认知症、帕金森病、癌症、双相情感障碍、关节炎、红斑狼疮等慢性疾病的根治方法。同样，我们也不应该因为寻找根治方法就阻止饱受病痛折磨的人们通过其他治疗方法来减轻症状、改善生活质量。

十余年来，我在炉石机构（Hearthstone Residence）照护患有认知症的居民及回应他们需求的过程中，认识到依次完成下面3个步骤十分有效：首先，识别并且评估症状与相关的行为；其次，采取非药物疗法；最后，在评估改善情况后症状仍未缓解，考虑采用药物干预。

非药物治疗和药物治疗三步法

- 描述行为并识别环境中的触发因素
- 调整照护者、空间环境或者用药方式——环境
- 如果确实必要，使用最低剂量的药物治疗来减轻仍存在的症状

通过助浴小案例就能了解这一过程。照护者认为需要给认知症人士洗浴，当其告诉他洗澡吧，他表示抗拒并且开始挣扎，并喊道："这里就像一个监狱""不要强迫我了，我不想洗"。照护者此时并不去想他又失控了，而是环顾四周寻找那个让他抗拒或者抵触洗浴的因素，并发现他从沙发椅上看不到浴室，也不觉得自己身上脏了

而需要洗澡。

　　于是照护者决定这样应对这一情景。她走到浴室，将淋浴喷头打开放出水流声，并告诉这位认知症人士自己今天一天已很疲惫了，干了不少体力活。"你也是啊"，她说着，闻了闻自己的腋下，随即露出一脸难闻的表情。"你闻起来怎么样？"她问这位老人，又吸了吸他周边的空气，然后说，她认为自己需要在浴室里冲洗一下——"听听这水声"，她说，"洗澡一定会很舒服的"。她起身拿起一条浴巾并开始擦洗自己的胳膊，"帮帮忙"，她一边说着一边轻轻地把浴巾放在他的皮肤上。她和这位老人说，你之前很喜欢在一天工作后洗个澡。"还记得那种享受的感觉吗？"她问道，但并未等待答案。随后，如果同事也能一起帮忙，她会在浴室帮他用浴巾多擦洗一会儿，如果他自己把衣服脱下来，坐在她准备好的浴椅上，她则会用手持花洒帮他冲个澡，从脚开始冲洗，慢慢向上移动。

　　如果他的激越和抗拒持续，她会联系医生，看看是否需要一片抗焦虑的药物帮助他在下一次洗浴时较为平静、配合洗浴。

　　治疗一个症状之前，它必须被清晰地界定、分析、评价，从而决定如何减轻该症状。清晰地认识一个症状意味着仔细审视其构成因素，从而分析哪些做法可以减少这些因素。当面对一个焦虑的人时，我们需要决定哪种解决方式是最好的，一粒药片会是最好的吗？还是一段舒缓的音乐、一个来自朋友的拥抱，抑或引导他做些过去喜欢的消遣活动，哪个会更加奏效？此时我们需要更深入、更精准地理解他

我依然在这里：认知症照护的新理念

的焦虑本身。充分观察、识别、描述行为症状是首先要做的事。他看起来担忧吗？有没有大声呼喊？他是否身陷恐惧、拒绝起床或者起床后一整天都在担心中度过？

确定合适的治疗方式也需要了解可能引发问题行为的事件。是否观察到他在特定的人或者场所中表现得更加焦虑？有没有一些场景，譬如旅行或者见某个人使得他更不安？其他的病痛和不适，或者过度失能——一些他无法描述但一旦改善就能减轻焦虑的情景。视力较差或者听力损伤是通常被忽略的过度失能情况。

一旦了解问题行为发生的背景，就有机会去调整引发该症状的照护方式、空间环境或者药物等因素。非药物的干预方式是指系统地采取手段，使症状缓解，并且能够确认改善效果。如果在非药物干预手段采用之后状况仍然未改善，就可以考虑采用药物干预。在医生建议用药时，也必须采取审慎态度，了解药物的作用和副作用，并在保证疗效的前提下尽可能降低用药剂量。

药 物 治 疗

目前为止，患有阿尔茨海默病的人脑部出现蛋白沉积与神经元缠结都是无可避免的。波士顿研究者南希·艾默生·隆巴顿（Nancy Emerson Lombardo）建议食用抗氧化食物，如绿叶青菜、蓝莓等。琳达·泰利（Linda Teri），一位来自加州的研究者证实了运动可以减轻认知症人士的相关抑郁症状。大众媒体将每日填字游戏、老年大学等脑力练习

40

宣称为预防认知症的活动。尽管如此，到底在什么年纪开始采取健康生活方式能够降低患上认知症的可能性尚未明了。在争辩研究和治疗策略的价值时，必须承认我们距离根治这一疾病还很遥远。药学家、生物学家和神经科学家正在心急火燎地寻找根治的办法，他们肩负着我们所有人的希冀。

与此同时，在认知症的治疗中经常采用各类药物。媒体报道的药物研发新进展通常是那些试图提升脑功能的药物——无论是人工合成药品，如胆碱酯酶抑制剂，还是天然药品如银杏叶提取物，任何大脑可能被修复的机会，特别是通过服用一颗神奇的药丸修复的，都会激起大众的极度兴奋。尽管如此，英国国家卫生与临床研究所还是于2004年推荐英国国家医疗服务体系不要再资助任何"认知提升"类药物的研发项目，因为相对于投入的大量资金来说，它们并不能带来足够社会价值。随之而来的是全英国上下的一连串民怨，无论是阿尔茨海默病协会、公众，还是一些政客、药品公司，都认为这一建议伤害了认知症人士，并最终被诉诸法庭。这一相当基本的问题显然需要在国内或者国际社会上进行公众讨论，以使得无论结果如何都能够保证民众总体利益最大化。

药片、药剂及其他形式的药物主要是针对身体、大脑的化学反应。目前已经有多类药物可以用于治疗认知症的症状，如用于应对过度失能的药物、抗精神病类药物、抗抑郁药物、抗焦虑药物、镇静药物和认知改善类药物。

过度失能是指一种周边症状或者衍生疾病，使得核心症状看起来更加严重。还是回到我受伤的膝盖的例子，这一症状迫使我一段时间内中断瑜伽练习。缺乏锻炼则导致了我的体重增加，随着体重的增加，我的膝盖需要承担的重量也越来越大，随之而来疼痛感也加重了。此时，吃更多的镇痛药只会让我的情况更糟，我需要治疗的并非膝盖的疼痛，而是导致我体重增加的缺少锻炼的情况（过度失能状态）。

会使认知症更加严重的疾病状况包括肺部和尿路感染（会导致激越），耳朵和鼻窦感染（会造成头晕、头痛），缺乏监管的药物相互作用，以及缺乏矫正的视力和听力下降（也会导致激越）。

为缓解幻觉、错觉、攻击性、敌对情绪、"不合作"等情况，医生可能会开具抗精神病类药物的处方。但是由于焦虑引发抗拒护理的情况可以通过与患者耐心沟通解释，或者换位思考得到有效应对，在应对这类行为开出处方前应先尝试非药物干预手段。同样的经验也适用于以下几类药物的使用。

治疗情绪低落、易激惹性时，通过其他干预方式能够避免采用抗抑郁类药物。尝试引导认知症人士在熟悉的家居环境中参与有意义的活动，而不是首先采用药物去控制其"易激惹"性，往往是更加明智的选择。对于抗焦虑类药物也是如此。这类药物通常用于治疗焦虑、不安、言语激越及抗拒。如果我们在令人愉悦的环境中引导老年人进行怀旧，可能会使老年人更加愿意配合照护，从而减轻因使用药物可能带来的副作用。如果这些方法都不奏效，我们可以再去尝试使用药物。

　　是否需要使用认知促进类的药物也是同理，包括加兰他敏（力益临[①]）、卡巴拉汀（艾斯能）、多奈哌齐（安理申）及盐酸美金刚（美金刚）。每一种药品都有一定的副作用并且只适用于不同的疾病阶段。研究表明，多奈哌齐可用于不同阶段的阿尔茨海默病治疗，而美金刚则适合晚期和中度认知症人士。在采用其他治疗方法之余，适当采用药物治疗是合理的，同时也需要充分了解它们的副作用。

　　关于大脑工作机制及罹患认知症的大脑还有多少功能保留的综合知识持续进行着跨越式增长。我们知道得越多，就越能够清晰地听到每一个人内心独特的声音，从而帮助他能够与我们同在。如果不这样做，我们的存在则可能彻底击垮身边每一个认知症人士。

---

① 　在中国该药有多种品牌。——译者注

第三章

患有阿尔茨海默病的人的大脑

好消息和坏消息

我们详细记录了有关疾病的一切细节，却总是忽视健康的神奇力量。

——玛利亚·蒙台梭利

认知症是多种类型的认知损伤病症的总称，而其中阿尔茨海默病占 65% 左右的比例。[①] 本章所讨论的主要是阿尔茨海默病患者的大脑。但本书中的非药物干预措施是适合所有类型认知症的。

人体大脑这一器官重达 3 磅，质感如同果冻，其中有1000 亿个细胞。这一数量等同于太阳系中的群星。如果在晴朗无月的夜空下仰望，你就能完整地看到那 1000 亿颗星

[①] 该数据为中国认知症人士中阿尔茨海默病类型所占的比例。参考 Jia L，Du Y，Chu L，et al. Prevalence，risk factors，and management of dementia and mild cognitive impairment in adults aged 60 years or older in China：a cross-sectional study ［J］. The Lancet Public Health，2020，5（12）：e661-e671——译者补充

星，这就是你大脑中的细胞数。当一个阿尔茨海默病晚期患者离世时，他的大脑中多达40%的重量很可能已经损失。

这是坏消息，好消息却很少被提起。在长达12~15年的阿尔茨海默病病程中，一个人的大脑刚开始有多达900亿个细胞。几年之后，这个数字可能缩水到800亿个左右。罹患阿尔茨海默病的人仍然有900亿、800亿，或者700亿个活跃的脑细胞，这些细胞承载着记忆能力、学习能力、创造能力及享受生活的能力。阿尔茨海默病虽然损害大脑，但是还有很多部分仍具备功能。那些脑细胞满载着希望！

1000亿个神经元中的每一个都有至少10 000个小的触须，称为轴突与树突，与其他神经元相联系。神经元内部的管道看起来像是铁路轨道一样增强细胞的结构，帮助传递营养物质，并且承担着其他重要的功能。当人患上阿尔茨海默病时，一些特定细胞组团中的管道被Tau蛋白感染，而变成一团无用的东西，我们称之为神经元缠结。同时，β淀粉样蛋白会开始在神经元周边和间隙形成沉积，这种神经元外部的沉积我们称其为斑块。随着疾病的发展，能够承载脑脊液的脑部小空腔组织不断变大，大脑外皮层的褶皱越来越明显。这是来自大脑的坏消息。

好消息是我们的大脑即使不断生成斑块，开始缠结，具有孔洞、褶子、裂缝，其内部仍然进行着丰富的活动。

我们大脑有天生的、普遍的、预存的图景和能力，有时称为本能或者自然感觉。这些触手可及的能力能够帮助我们和其他人迅速沟通，并且对我们与阿尔茨海默病患者交流同样有效。天生的大脑能力在过去数百万年间不断演化，帮助人类和其他动物应对周边事物，度过危机。在进化过程中，一些能力和认知已经嵌入了基因，使得我们在出生之时就已经有了一定的思维能力。例如，基因决定了能力和感官的先后发展顺序，在什么年龄发展出什么样的能力。我们在基因上更先具备听觉而非视觉。这就是为什么 8 个月大还在妈妈腹中的宝宝能够对声音和音乐作出回应。关键的视觉在出生后第一次有视觉刺激时才开始发展，因此早产婴儿需要避开强烈的光线或者阳光。

动物脑中与生俱来的客观知识越多，它就越不依赖学习，并且能够更早地进行自我保护。例如，因为鸟类一出生就掌握了它所在物种的鸟语，它们能够马上告诉兄弟姐妹或者父母它们饿了，或者遇到了麻烦。

研究者发现了许多动物与生俱来的能力。其中最著名的研究发现，是获得诺贝尔奖的人种学家康拉德·洛伦兹（Konrad Lorenz）发现的"印刻"效应，即灰腿鹅认为它们破壳出生后看到的第一个物体就是母亲，并且会听话地围绕在其身边。这个与生俱来的印刻并非针对它们被孵出时看到的第一个物体，而是第一个移动的物体。如果这个与生俱来的能力没有包括这一细节，我们可能会看到很多灰腿鹅在树丛前站着等待"树妈妈"动起来。

鸣叫也是鸟与生俱来的技能。当一只鸟在另一类鸟的巢中长大时，它仍旧会使用自己物种的鸟语直至长大，而不会去使用领养家庭的鸟语。在冬季来临之前飞到南半球，对于一些生活在北半球的候鸟来说也是一种与生俱来的能力。在天文馆出生的小鸟，即使在没有成年鸟在场的情况下，仍然会在虚拟星空转为冬季星座时向星座所指向的"南"方飞。在它们的基因深处已经设定好了有关星座的信号，使它们知道冬天即将来临。我们不了解那个设定是什么，但我们知道有这样的能力。哺乳动物中的田鼠也有着与生俱来的技能，它们为了食物和其他生存需求居住在地下，而白天则在荒漠或是草木丛中觅食。无论它们离开了巢穴多远，或者在觅食中采取的路线有多么迂回，一旦面临危险它们都能以最短的直线距离快速回到自己的巢穴。

与生俱来的人类本能

伴随新的神经科学技术不断涌现，我们能够越来越精确地得知，哪些人类大脑功能是与生俱来的。而目前我们也已经确知一些人类天生的技能和记忆，这其中包括面部表情、对他人触碰的反应、歌唱及利用地标寻路，这些都将终身伴随我们，即便罹患阿尔茨海默病。

与生俱来的脑部功能对阿尔茨海默病患者十分重要，因为这些技能永远不会丧失、总能随时调用。纽约大学的精神科医生巴里·雷斯伯格（Barry Reisberg）发明了阿尔茨海默病的病程阶段评估量表，并发展出了循证的"阿尔茨海默病逆基因"（Alzheimer's Retrogenesis）理论。他作出了十分令人信服的论述，认为绝大多数阿尔茨海默病患者丧失能力的顺序与他自儿时起能力逐渐发展的顺序是相反的。一个婴儿会在一出生时就掌握抓住他人手指的技能。在阿尔茨海默病晚期也不会丧失这种能力。语言中心是孩童较晚期才开发出的功能区，因此也在疾病的早期就容易受到影响，依此类推。因为与生俱来的特质、记忆、技能是出生之前就存在的，基于逆基因理论，我们有理由推断这些技能会一直留存于他们的脑海和内心。正是因为这些技能一直都在，并且可被调用，我们才拥有了与他们成功对话、建立持久关系的基石。

通过面部表情来表达与识别情感是人类与生俱来的、普遍的与预先存在的技能，这在每一种文化中都相似。所有人都会从即将离去的爱人脸上看到悲伤，从深受打击的人脸上看到痛苦的表情。愤怒这一表情通常包括紧锁的眉头、直瞪的眼睛、咬紧的牙关，所有人看到这一表情时都再明显不过地懂得：如果再不停下自己做的事就要出麻烦了。惊讶的表情往往只会持续几秒，因此很难拍照记录，但是所有人都能识别出来。惊讶通常会变成恐惧，这是另一种与生俱来的情感，其表情通常包括抬高的眉毛、张开的下巴和咬紧的嘴唇。厌恶和蔑视的假笑通常是上唇轻抬，下唇突出，鼻子皱起来，这是一个所有人包括阿尔茨海默病患者、他们的伴侣、照护者都能轻易识别并且常使用的表情。

人类表达愉快的面部表情也是共通的。当我们体验到视觉、听觉、嗅觉等方面的感官愉悦时，面部会自然地表达出敬畏、兴奋、放松、感激、喜悦或者欢欣。当阿尔茨海默病患者和照护者共同开展文化艺术活动、谈笑风生时，这些情感就会自然地被唤起、流露出来。

对于特定表情背后的故事，人们作出的猜测甚至都趋于一致。随便给谁看一张表达伤心面容的照片，让他猜猜照片中的人刚听到了什么。你总会听到有人说："他的家人刚刚去世。"这就是为什么所有人，包括认知症人士，都会理解小丑面具上画着的表情，以及无声的表演背后让我们又哭又笑的故事。

当一个人触碰了另一个人，一种被称为催产素的神经递质（与婴儿出生和哺乳相关）就会从我们的脑中释放出来，而不只是女性体内。催产素又被称为"关爱与联系"的神经递质，因为它会使我们感到舒服，想要对他人敞开心扉，提供关爱。人体的正面被触碰时会比背面产生更多的催产素，这意味着性接触是导致这一与生俱来特性的根本原因。从中不难理解认知症人士出于本能地会积极响应他人的触摸，喜欢精心照护他们的人，并且也会报之以关爱。

在一定的面部距离下，婴儿会回应那些能够产生联系的面孔，这有点类似鹅的"印刻"效应。在一项实验中，在距离婴儿面部 10 英尺左右（约 25.4 厘米）的距离，这是婴儿与哺乳母亲之间的面部距离，向其展示了两块类似乒乓球拍的木板。一块木板用六条线刻画了一张简化的脸，包括两只眼睛、两条眉毛、一个鼻子和一张嘴；另一块木板则将六条线进行了随机分布。婴儿们不出意外地冲那个看起来更像人脸的木板笑了。

每一个炉石机构的起居室中都会设置全天燃着的炉火，我观察到人们总会围在炉边闲聊，这使我深信人对于火产生的安全感也是与生俱来的，即在精神世界中，火与炉子、家、社交、安全、温暖、食物紧密相关。

很有可能我们接触自然环境、感受自然、想要在户外活动也是与生俱来的，原因是由于这是我们食物的来源地。阳光、花朵、阴影、月光和树木都是我们生活中最基本的自然元素，没有人会教你如何去回应这些环境刺激。因此毫不例外地，花园自然也是认知症人士尤为喜爱的场所。

婴儿，即便是8个月的胎儿，也会对特定的音乐作出规律反应。这被称之为莫扎特效应，因为莫扎特音乐被更多地研究过，并且发现当音乐以较高音符为主时，这种效应更加明显。尽管目前尚未探清准确原因，但可以肯定的是对音乐回应、创造音乐是与生俱来的。近年来研究认为歌曲可能早于语言作为人类的交流方式出现，因为具有叙事性的音乐能够表达强烈感情，即便是没有清晰的歌词。

理解自己先天所具有的知识和体验能够帮助人们和认知症人士交流，创造支持性的环境，保持健康和具有治愈性的人际关系。

阿尔茨海默病的大脑是富有创造性的

大脑的三个主要功能部件中，每一个都代表了创造性的一个维度，并构成了大脑的创造性过程。理解大脑的三个功能部件是如何协作，以及阿尔茨海默病患者在哪些功能上较好、哪些功能上较弱，能够为进一步发展和增进我们与他们的社会关系提供窗口。

这三个功能部件分别是：

- **解释器**（the Interpreter）：位于左脑，解释器建立

现实的形象，将我们所感知到的事物阐释为故事，从而为我们提供对世界和物我关系的整体视野，使我们可以理解周遭的事物。这种形象既可以是关于过去和现在的，也可以是关于未来计划和行动的。无论是当我们尝试理解新的、复杂的情境时，还是仅在应付日常事务时，解释器一直在工作。这一部分大脑功能在人患有阿尔茨海默病时依然良好，他们仍然可以向其他人一样编造故事。

● **行动器**（the Actor）：如同变色龙一样的"行动器"会根据当下正在进行的知觉和行动阶段在大脑中不断转变。根据解释器建立的形象，大脑感知、概念化并且将我们身体的其他部分调动起来，基于我们对自己、对周围世界所建立的印象采取行动。阿尔茨海默病患者保留着与同龄人一样的内在行动器能力，但是对于自己身体和心灵的局限性不够敏锐。例如，在疾病过程中，阿尔茨海默病患者构建认知地图的功能会受损，但是他们仍然会很愉快地走出家门，丝毫没有意识到自己可能会在大街上迷失方向。

● **比较器**（the Comparer）：人会一直不自觉地对比自己预期与现实状况是否吻合，以评估自己的行为结果。如果我们穿得比较轻薄，而发现外面比想象的要冷，就会回家再加一件衣服。如果我们以为将车停在停车楼三层但没有找到，就会去其他楼层找。基于大脑中的持续比较，我们可以不断修正脑海中关于现实的形象。

大脑的比较器位于前额叶的 A-10 核，与枕叶相连。比较器在阿尔茨海默病早期就会受到损伤，并且随着病程发展功能越来越差。这导致他们总是一遍遍地重复一种行为，即便结果并不如其所愿。例如，他可能会反复尝试打开一扇明显已经上锁的门，或者在明显无法站稳的情况下反复尝试起身行走。为了尽可能保持正常的生活，阿尔茨海默病患者需要使用视觉辅助、标识、帮手或者其他方式不断修正自己，以替代受损的比较器职能。

　　理解这三个大脑功能能够让人们更好地理解和沟通。例如，试想一位独居或者和照护者共同居住的阿尔茨海默病患者，如果他每日生活中有许多主要依靠大脑"解释器"功能完成的活动，他将会度过成就满满、生活质量颇高的每一天。随着疾病进展，一些能够激发大脑"行动器"功能的活动，如参观博物馆、看电影、听诗歌朗诵都是一种对于他们十分有意义的活动。锻炼大脑总是好的，但那些主要依靠大脑中"比较器"的活动，如回顾刚才发生了什么、修正其认知或者态度，就会比较困难，还可能导致更大的挫败感。这些活动包括所有需要将过往经验与新近经验相比较的任务，如比较今天的天气和昨天的天气，今天观看的电影和昨天观看的电影。

　　我们越了解大脑，包括其天生能力和创造性能力，我们就能越好地在认知症人士处于不同疾病阶段时开展适宜的活动，并与之交流。与此同时，我们必须避免一些易被轻信的关于患有阿尔茨海默病的大脑的认识误区。

短期记忆与长期记忆

阿尔茨海默病常被看作是失忆，因为在表面上看来，患此病的人总是会"忘"事，无论是托她捎带的一句话，一个名字，或者是一场约定的会面。这是由于海马体，即大脑的核心部位在疾病早期就受到了损伤，这一部位对于将人的经历编码收录、植入长期记忆及提取记忆都至关重要。由于海马体受损导致他们更难以将自己的经历编码并存入脑海，因此他们似乎很难想起来刚刚发生了什么。绝大多数人相信阿尔茨海默病的主要症状是"忘"事，但事实并非如此。

伴随疾病的发展，个体编码和调用记忆的难度会随着能力不断丧失变得越来越高。过于简化地认为阿尔茨海默病患者短期记忆丧失，而长期记忆保留，无益于了解病情的复杂性，也无法引领我们研发出有效的治疗手段，从而帮助其保持生活品质。

这种单一维度观点导致了许多治疗方法直接作用于记忆本身，而忽略了在认知与神经科学中阿尔茨海默病患者的情况是复杂和充满变化的，需要更精细的治疗方法。人的情况也往往更加复杂、充满变化，值得我们投入更大的关注、理解和尊重。尽管阿尔茨海默病患者的大脑中海马体造成的"失忆"是一个重要因素，但我们还需要对其大脑进行更充分的描绘，提供更多维度的图景，以使治疗方式更加精准有效。

海马体是打开大脑中记忆银行的钥匙，如同可以开启你车内手套箱、拿出其中的地图和其他信息的车钥匙。海马体是一个位于大脑边缘系统、形状如小海马一般的器官，它具有一整套架构，可支持多种大脑功能，包括情绪、长期记忆等。它为我们每一个人提取已存储的记忆提供支持。亚利桑那大学的神经科学家布鲁斯·麦克诺顿（Bruce McNaughton）将海马体的功能形容为"将人的每一段经历编码，使之能够被记忆，在未来可以被回忆起来"。海马体使我们可以在长期记忆库中嵌入新的记忆，包括我们对新体验的想法、感觉，并将它们贴上标签以便之后提取。由于这个大脑部件在疾病早期受损，个体看起来难以记起刚刚发生的事情，甚至是很久之前发生的事情，但有时他们能够通过来自周边他人或者事物的提示唤回记忆。正如马塞尔·普鲁斯特在《追忆似水年华》一书中所说，他的记忆被祖母家中玛德莲蛋糕的滋味唤醒，味道、气味和视觉影像都能够帮助阿尔茨海默病患者调动起记忆。

我们所有的、丰富的记忆都在大脑之中。我们不会那么轻易地忘记我们的孩子、欢乐与悲伤、重要的人际关系。只是当患病时我们不借助任何帮助很难记起这些记忆。

如果你曾经受过严重的外伤，或者只是深夜酒醉归家，你都能了解这种感受。你知道你曾经经历了一些事，但是无论怎么努力都无法找到合适的词或人去形容这段经历。一旦有人给你提供了一张照片，记忆仿佛又被重新唤起了。这就是海马体受损时的体验。因此，毫无疑问通过关键词、照片、音乐能够行之有效地唤起阿尔茨海默病患者的记忆，并且这也是一种疗愈性的互动方式。基于这一原理，当人们刚被确诊为阿尔茨海默病时，他可以自己先建立一套支持性的提示系统，以便后续使用。

　　我的同事卡梅伦·坎普（Cameron Camp）研发了一种振奋人心且基于实证的阿尔茨海默病治疗方法。他证明了阿尔茨海默病患者也可以学习并且记住新东西，只要缓慢地、系统地教授这些信息，并且在特定的时间段不断重复。这种被称为"间隔提取法"（spaced retrieval）的技术应用了程序学习（procedural learning）的方法，如我们学习骑车、开车、用筷子都属于这类学习方法，通过耐心地引导可以帮助阿尔茨海默病患者在大脑中嵌入新的记忆。通过反复记忆，多次成功记忆，阿尔茨海默病患者能够学习并且记忆。在公开的演讲中，卡梅伦迅速地让听众了解了阿尔茨海默病患者在疾病任何阶段都可以学习。他询问在场聆听的护理员们："如果午饭时你引导其他人坐在玛丽的餐位上，会发生什么？"一些听众回应"玛丽会生气或者难过"，卡梅伦指出在搬进养老院之前，玛丽根本不知道自己的餐位在哪里，她肯定在入住后通过学习记住了自己的餐位。那么她是如何记住的呢？

　　前额叶中执行功能损伤使得阿尔茨海默病患者很难按顺序一步一步地完成任务。这种情况通常在疾病早期就已经出现，尽管像其他症状一样随着疾病发展在日益加重。阿尔茨海默病患者并没有"忘记"如何穿衣服或者刷牙，他只是很难把所有步骤按照正确的顺序完成。以穿衣为例，他需要先找到衣柜和梳妆台，知道不同类型的衣物存放在哪里，根据天气和一天的活动选择合适的衣服，并使衣服搭配协调，把所有衣服的正反、内外分清楚，按照正确顺序穿上，最后拉上拉链，系上扣子、腰带、鞋带等。光是穿衣服就有超过 50 个步骤，而这只是我们每天要做的很多事情中的一项。刷牙、洗澡、做早饭、去上班、开车、支付账单、购物等都有着非常复杂的步骤。绝大多数人能够在日常生活中轻而易举地完成这些任务，甚至都没有注意到它们的复杂性，也没有意识到同样的任务对于另一些人来说是多么困难。

由于前额叶执行功能的损伤，阿尔茨海默病患者似乎很难完成看似简单但实则程序复杂的任务。虽然人们通常展现出忘记了怎么做这些事，实际这并非记忆的问题。如果完成任务所需事物能够以合理的顺序摆放在其眼前，如牙膏、盛满水的口杯、牙刷或者按照顺序摆放的待穿衣物，那么个体就很可能"记起"该如何使用它们，并能够成功完成任务。

大脑中还有一些器官可以帮助我们控制冲动，阻止我们因为一时冲动做出过激的行为。当我们在公共场合对他人感到愤怒时，我们不会立马一拳冲向对方。当我们看到了性感的人，也不会马上开始脱衣服或者不礼貌地触摸别人。大多数时候，当我们感到生气并做出了一些事后悔恨的事之前，我们会劝自己更好地控制行为，而不是认为自己一开始就不应该感到愤怒。一个健康的眶额皮质、丘脑、海马体能够对潜在具有破坏性的行为进行有效抑制。但是伴随疾病过程，这些器官功能逐渐被破坏，使得个体的行为越来越"出格"，并带给我们极大的压力。缺少对于社会冲动的控制并不是"忘记"该如何表现，而是无法控制自己自然产生的感受。通过组织恰当的社交活动和布置适宜的空间环境能够尽可能使其行为得体，避免因为无法控制冲动而产生不当的社会行为。这些做起来很容易。例如，如果一个人很容易发脾气，那么当给他举办生日派对时，最好在餐厅中而不是具有机构感的多功能厅里，最好让他最疼爱的孙女坐在他身边，并让她佩戴着节日用的姓名牌，上面用大字写上她的名字。餐厅会让他知道自己应该表现得像在用餐，而孙女则能激发其照顾他人的本能，姓名牌则能够帮助唤起他的记忆。

幻觉与妄想

一些患有阿尔茨海默病或者其他类型认知症的人，可能会感受到并未发生的事情，或者看到并不存在的事物。我的好友兼导师保罗·赖亚（Paul Raia），马萨诸塞州阿尔茨海默病协会患者照护与家庭支持中心主任，看到了许多阿尔茨海默病患者及其家人饱受这一现象的折磨。他时常听到这样的故事：

● 一个男人看着妻子说："你不是我的妻子，你看起来很像她，但你不是她。"

● 当看到街灯透过窗户映在墙上的影子，一位女士惊恐地跑出房间说："有人藏在我的房间里。"

● 看到家里有几个不认识的人，一位十分热爱社交的女士抱怨："我没有请他们来参加我的派对，我可出不起钱请他们吃饭。请让他们回家吧。"

● 当收到来信时，一位已经不太会处理账单的男士生气地说："他们总是给我写一些奇怪的信。"

在第一个认不出妻子的案例中，受到损伤的系统是情感方面的。这个男人能够看到并且认出他的妻子（视觉和认知系统发挥功能），但是一些情感方面的功能未能有效运转，他没有感受到妻子会带给他的感受。第二个案例是视觉和认知系统出现了损伤——流变的光影看起来很像有人躲在影子中。第三个案例是心理方面的，这位女士感觉到其他人都在利用自己的慷慨。最后一个案例则是典型的偏执。

面对类似的情况，第一时间要询问"为什么它会发生？"如果问题是源自感情的或者视觉的，那么改变环境就可能得到缓解。例如，没有被认出的这位妻子可以安静地离开房间，然后重新带着笑容打招呼："你好啊，约书亚，我是你的妻子西尔维娅，我们是那么深爱彼此。"如果他的丈夫说，刚才有一个很像她的人在这里，西尔维娅可以回答说可能那个人就是刚好长得像她而已。如果移动的光影总是引发麻烦，那么可以在晚上拉上窗帘，并点上一盏柔和的夜灯。

心理的和偏执的幻觉、妄想更难通过非药物的方式干预，而可能需要更多直接的药物干预。研究者已经将这类问题界定为偏执或者误认妄想，如认为配偶被冒名顶替，认为这所房子并不是自己的家。此外还包括一些"事实性妄想"（factual delusions），如认为某人是项目管理者，但实际上这个人只是一个参与者。一些事实错误是由于记忆力或者视力减退，而不应该被误认为妄想。

　　这类妄想部分原因是由于大脑中的"比较器"受损。如果前额叶的"比较器"受损，人会更难以察觉到什么是真实的，难以将内心感受与外部现实相对比，或者把新经验与过往记忆联系起来，也无法阻止错误观念在大脑中不断强化。

　　当了解了妄想和幻觉是由于特定脑部病变导致，照护者就应当明白阿尔茨海默病患者并没有"发疯"。这也使我们可以接受在很多时候特定的行动能够缓解妄想和幻觉，如暂时离开房间然后再重新介绍自己，展示自己的专业文凭，或者调整照明和窗扇设计以减少光影。

　　当共同生活了五十年的人突然说你不再是你了，或者这个房子不是他的，这确实十分骇人听闻。有些时候，妄想能够帮助我们洞见他内心的情感需求，从而指导照护者更好地帮助他。例如，当一位有妄想的老年人指责女儿拿了她的手袋时，也许其向外传递了一个信息，即她感到自己的私人物品丢失了。毕竟在手袋里放置的往往都是重要的私人物品，手袋也伴随着个人身份认同感，这种妄想告诉我们也许需要赋予她更多的生活目标，让她感到自己是一个有价值的人，从而增强她的自我完整感。在这个案例中，妄想与幻觉正如弗洛伊德所述，可以指引我们通往那个被疾病折磨的心灵。

　　并非所有的妄想和幻觉都是坏事，都需要被改变。但是当它们持续给当事人带来痛苦，或者给本人或者他人带来危险，并且很难通过非药物干预措施改善时，可能就需要药物干预了。

语　　言

大脑的韦尼克区（Wernicke's area）与布洛卡区（Broca's area）分别由发现它们的生理学和神经学家的名字来命名，这两个区域负责控制我们对语言的理解，以及调用语言来表达我们想说的话，即接收语言与表达语言。疾病中期，语言中心受损情况会比早期更加严重，受损情况也因人而异。此时，人会变得更难找到合适的词表达自己，或者看起来无法理解他人的话。这两种能力缺陷并不一定同时发生。一个患有额颞叶型认知症的人可能会更难找到合适的词语去表达想法，而语言理解能力则相对完好。

尽管一些阿尔茨海默病患者无法找到合适的词语进行自我表达，她们仍很可能了解自己想表达的意思，即在内心深处她知道自己想说什么。在与之交流过程中，一个技巧是动用自己所有感官去感知她的意图，肢体触碰可能是想表达"我爱你"，拥抱也许是代表"你一定很难过"，我们需要去猜测特定情形下行为背后的内涵。

时 间 感 知

当视交叉上核神经区域被损坏时，我们体内的生物钟（24 小时左右，接近 25 小时）就会开始紊乱。人体昼夜节律让我们即便在没有窗户的会议室待几小时，也能知道现在是一天中的什么时间。阿尔茨海默病患者更难以把握昼夜节律，由于不记得看到过阳光，他可能会误以为已经是深夜了。这导致了一些人可能会频繁问起"我们什么时候走？"在夜里醒来以为已经天亮了，或者在黄昏时分感到焦虑，即一种被称之为日落综合征的现象。

"环境钟"，即来自环境的时间指示因素，能够提醒我们正确的时间，帮助我们重新定位我们所处的时间。阳光和天气就是极佳的环境钟，因为它们通常和人体的生物钟一致。被诊断出阿尔茨海默病后，可以经常到外面散散步，以调整自己的生物钟，避免昼夜节律失调。每天早上一小时的日光浴是最好的环境钟。集体居住型的认知症照护机构，如协助生活社区中的记忆照护区通常会设置一个近便可及、安全、路径明晰、具有地方特色的记忆花园。在这样一个经过特殊设计、具有疗愈作用的花园中散步是对于认知症人士重置生物钟、调整昼夜节律的一种重要治疗方式。

情　　感

杏仁核（amygdala）位于大脑边缘系统中靠近海马体的部位，其功能直至阿尔茨海默病晚期仍然完整地保留着，这是与阿尔茨海默病患者沟通、建立深厚关系的关键所在。当我们对一个人、一件事或者一个地方产生情感反应，或者我们抒发自己的情感时，杏仁核就在工作。这个杏仁状的器官（amygdate 是希腊语中杏仁的意思）会在大脑中加工我们的情感，特别是愤怒、憎恨的情绪，也包括爱和关怀。杏仁核在疾病的绝大部分过程中都十分完好，这使得阿尔茨海默病患者对情绪和他人的情感状态十分敏感。当照护者通过情感与阿尔茨海默病患者沟通时，会非常有效。

总而言之，在阿尔茨海默病患者的大脑中发生着很多变化，不仅仅是记忆丧失。如果我们不希望一棒子打死地看待认知症，不希望只是因为无法挽回"记忆丧失"就放弃患病的人，我们就需要对于所有这些变化都保持敏感。

第四章

艺术与认知症

如何通过视觉艺术与
其产生联结

艺术向我们揭示了事物的真谛，我们存在的真谛。

——鲁道夫·阿恩海姆

逛美术馆、参加诗歌朗诵会和听音乐会是我们在聚焦家庭、工作，甚至娱乐之外十分令人放松的别样选择。我们很少会将艺术性的表达融入日常生活之中，甚至不常观看演出和展览。与职业艺术家不同，我们在这方面是匮乏的。我们每个人都有对于艺术的需求和具有天然的艺术能力，只有当事业、家庭、娱乐不再占据那么多精力时，我们才会意识到过去错失了多少艺术体验。

对于普通老年人，尤其是认知症人士，他们失去了工作中的角色，也更少参与到亲密的家庭活动中，此时参与到艺术活动中并体验艺术变得尤为重要。艺术能够为那些生命意义感逐渐丧失的人提供帮助。艺术将人们与自己的文化、所处的社区相连接。艺术为生命带来意义，它意味着认知症人士是拥有热切渴望的。

认知症会增加人对艺术的敏感度与开放性，即便是对那些过去似乎没什么艺术才华的人。人们通过参与艺术体验活动会认识到这一点。为了能够起到这样的作用，其伴侣也必须相信亲人尽管短期记忆能力不那么强，但仍能够拥有令人满意的、丰富的艺术体验。

艺术可以是疗愈性的，但艺术创作不一定是一种治疗。当你在家和狗玩耍时，那并不是宠物治疗；当你在花园里打理或者收获蔬菜时，那并不是园艺治疗；当你和孙子女及他们的小伙伴玩耍时，那也不是代际治疗。相应地，当你画了一幅正式的绘画作品，或者出于爱好、乐趣参观美术馆时，那也不是艺术治疗，尽管它可能会有疗愈效果。为什么我们会在认知症人士开展这样的活动时却要贴上治疗的标签？因为我们并非发自内心相信这些人能够像我们一样体验其中的快乐，我们怀疑他们并不会记得这种体验，因此也并不鼓励他们将这种艺术体验作为日常生活的一部分。

当艺术能够在人的日常生活中扮演一个很重要的角色时，它能够提供一个充满活力、精彩非凡的生命维度。

艺术相比于其他活动能够更加显著地触及并调动大脑活力。音乐、绘画、雕塑、喜剧、戏剧、诗歌及其他形式的艺术能够使大脑不同部位彼此联动，而记忆与技能正潜藏在这些部位之中。大脑系统的这种激活模式被称为分布式。例如，音乐会触动大脑中关联感官、知识和情感的部位。当患有认知症的人大脑的某些特定部位或者能力受损时，由于艺术会触及多个大脑区域，单一区域的损坏并不会明显暴露。

一个人越能够了解自己的感觉，他就越能够欣赏艺术。同理，这也适用于创造艺术。艺术家在表达出艺术之前会在脑海中充分地加工作品。由于认知症人士倾向于在当下表达出他们的想法和感受，因此他们是天然的艺术家，也是天然的艺术鉴赏者。

有许多艺术形式也是大脑的本能。我们知道胎儿在发展较为成熟时会对音乐有反应。我们不需要教一个婴儿在听到摇篮曲时学会放松，教小孩子绘出色彩斑斓的作品，或者教一个人在听到一个愚蠢的笑话时被逗得哈哈大笑。这种共通的、本能的能力只有在认知症晚期才会丧失，也许一直不会丧失，这正是在疾病全程中都能顺利开展艺术表达和鉴赏活动的重要基础。

我与朋友兼同事肖恩·考菲尔德共同建立了阿尔茨海默病艺术家（Artists for Alzheimer's，ARTZ）这一项目，充分利用艺术的这些特质，为认知症人士创造艺术体验。这个项目也将为认知症人士参与他们所在社区的文化活动提供一种范式。

以下对于 ARTZ 项目的介绍与所有认知症人士及其伴侣都相关。每一个人及其伴侣都能够寻找并利用他们所居住社区中的类似项目，并且用这里展现出的原则去评价这些项目的质量。如果目前没有，也可以去咨询社区是否能够开办，甚至自己去创建。当然，在本章的结尾我也将向大家解释，每个人都能在家中利用一系列视觉艺术体验原则去发展更紧密的人际关系。

ARTZ 项目请求创意人士，包括专业表演者和仅是喜爱唱歌的普通人，每年完成特定时长的志愿服务。这一时间要求是不可拒绝的，即每年 1 小时。ARTZ 志愿者会利用这个时间给认知症人士表演，或者引导认知症人士开展一次手工工作坊的活动。在这 1 小时中，参与者不仅可感受到快乐和成就感，也有可能发现自身从未察觉的天赋或技能。这些志愿者艺术家会发现听众或者活动参与者是那么棒，并将这些信息分享与传播，进一步减少人们的病耻感。这一过程不断循环，那些至少每个月到访一次并将这一活动融入自己生活中的"常客"会成为养老社区中的 ARTZ 项目艺术家。

塔尼娅·阿扎拉尼（Tanya Azarani）是养老社区中的第一位 ARTZ 项目艺术家，并且在几个月时间内和居民们开展了一系列的艺术课程。一开始，她教授一些艺术技巧，包括如何使用水彩颜料、丙烯酸颜料和彩色铅笔。随后她转为开展一系列课程，如描绘静物、仿绘照片等，让参与这门课的人感觉是真正在创造一件艺术品。她最后引导学员通过艺术的形式来表达他们自己是谁，即表达"自我"。如果你和伴侣都对视觉艺术感兴趣，也可以试着开展类似的活动。

ARTZ 项目具有两重目标。第一个目标是让认知症人士能够经常体验艺术，如观看演出或者是在有能力的艺术家的指导下参与创作，这些艺术家可以是任何年龄段的。艺术家包括脱口秀演员，诗朗诵或者剧本朗读的表演者，拍摄并分享自己作品的摄影师，吉他、小提琴演奏者，画家和视觉艺术家，歌剧演唱家，等等。第二个目标是让艺术家能够体验到与认知症人士一起创作或者为他们表演的乐趣。许多艺术家现在或曾经有家人患有认知症，他们发现ARTZ项目是一种自己可以回馈社区的方式。而对于另外一些人，这也是他们与认知症人士互动的第一次机会。当他们与居民共度美好的艺术时光之后，艺术家会成为使者，向更广大的世界传递一个信号：认知症人士首先是一个人，而不仅仅是一名患者。

塔尼娅的系列课程带来了惊人的效果。那些此前从未作过画的人也能够通过艺术顺畅地进行自我表达。曾在纽约市当警察的弗兰克·埃托拉的静物水彩画《鸢尾花》就是一个很好的例子，那是一幅十分优雅、感性的艺术品。

系列课程中还诞生了一幅栩栩如生的关于熊的画作。其作者沃尔夫·哥德斯坦是一位95岁高龄的集中营幸存者，平时沉默寡言，也从未对他人袒露过这段往事。在课程中他画了一只熊，随后将自己的名字"沃尔夫"签在了画作上——给画面右上角添加了一个看似错配的"标题"①。这为什么对于认知症人士和家属如此重要呢？沃尔夫的儿子看到这幅画作出的反应足以证明。沃尔夫并没有过多解释，但他很流畅、极致地通过这幅主题为"我是谁"的画作表达了自我：重复竖直的线条仿佛在表达"监狱"，而六芒星则代表他的宗教身份。当儿子看到这幅画作时，他为父

---

① 沃尔夫的英文为 Wolf，意为狼。——译者注

亲还保留着那么丰沛的自我感受而深受感动。在面对语言能力尚未发展完全的儿童时，心理治疗师也常会引导其用绘画的方式表达内心世界。你也可以与伴侣通过艺术交流抵达彼此的内心深处。

对和认知症打交道的人，生活在一个更少病耻感的环境中能够减轻他们的负担。为了达到去污名化的目标，我们很有必要怀有尊重之心并将他们的画作与公众分享。2004年，位于威斯康星州希博伊根的约翰·迈克尔·科勒艺术中心（John Micheal Kolher Art Center）及赞助人马克·内姆肖夫（Mark Nemschoff）决定为塔尼娅学生们的 51 幅画作发起巡回展览。这一展览曾在位于菲尼克斯（Phoenix）的班纳健康基金会（Banner Health Foundation）、在波士顿的一个大型制药公司研发部门厅（该公司尚未有已上架的阿尔茨海默病药物）、在波士顿乔丹音乐厅（Jordan Hall）的一场朗伍德交响乐团（Longwood Symphony Orchestra）的音乐会上展出。

和其他制药公司一样，这家公司也拥有很多致力于研发治疗阿尔茨海默病药物的科学家。但不同的是，其研发部门领导希望这些科学家能够透过疾病看到背后的人。他决定展出这些画作，让研究者能够真正看到、领悟到这些认知症人士"依然在这里"。

科勒艺术中心是局外艺术家（outsider art），即那些几乎没有接受过专业训练的艺术家，重要的展览与表演中心，他们的画作也恰恰是如此呈现的。51 幅作品构成了一组来自局外艺术家的艺术展，而不是某种疾病患者的艺术作品。

科勒艺术中心的观众则包括各种对艺术表达怀有浓厚兴趣的人。

在班纳健康基金会的展览上，观众包括医疗领域的专家及来治疗的人。帕姆·奥尼尔（Pam O'Neil）是在该医院工作的一名注册护士，她表达了这些艺术表达带给她的影响：

> 我被那股冲击着心灵的感受所震撼，我能够从画作中感受到艺术家奔涌而出的能量。他们就在那里！！！这样的交流方式太棒了——没有任何误解——此时此地，感受着他们的感受。我太感动了，这份记忆是永远不会丢失的，我会与朋友们分享，他们的家人也会分享，他们的社区也会分享，大家会看到这些人是多么地真实，而这些真实的时刻就这样被及时捕捉下来了。因为这个展览，我确信来自我们的患者和社区的艺术品也值得挂在医院的墙上。

绝大多数 ARTZ 项目的参与者是个人，但也有其他形式。有一批创意组织已经加入了这个项目，并且与 ARTZ 共同发展出了激动人心的联合计划。这些组织包括鲍里诗歌俱乐部（Bowery Poetry Club）及他们的认知症诗歌计划（Alzheimer's Poetry Project），翠贝卡电影公司（Tribeca Film Institute），纽约的大苹果马戏团（Big Apple Circus），位于亚特兰大的斯普鲁尔艺术中心（Spruill Art Center），菲尼克斯马戏团（Cirque Phénix），"明日"马戏节的组织者（Circus Festival of Tomorrow），哈佛自然历史博物馆（Harvard Museum of Natural History），以及位于马萨诸塞州列克星敦镇的国家遗址博物馆（National Heritage Museum）。我的一个梦想是能够看到每个世界主要城市的文化机构都能够对认知症人士敞开大门并为之开发一些项目，包括悉尼、伦敦、巴黎、首尔、佛罗伦萨、北京、上海、旧金山等。世界上任何一个重要的文化机构都没有理由不向这群朝气蓬勃而充满活力的人敞开怀抱。

博物馆之旅

为了拓展更多有意义的艺术体验，ARTZ 项目在全球范围内开发了许多导览项目。最初的一些项目地点包括巴黎的卢浮宫（Louvre），堪培拉的澳大利亚国家美术馆（National Gallery of Australia），纽约的现代艺术博物馆（Museum of Modern Art, MoMA）。在卢浮宫，法国 ARTZ 项目先锋辛迪·巴洛特（Cindy Barotte）会在每周二（卢浮宫的闭馆日）为认知症人士及其伴侣导览法国、比利时弗兰德地区、意大利文艺复兴部分的展厅。在 MoMA，博物馆之旅也在周二闭馆日开展，以尽可能减少外部干扰。ARTZ 项目的创意总监肖恩·考菲尔德将这一活动命名为"在（博物馆）遇见我……创造回忆"，这既是一个生动、有创意的名字，也揭示了活动的主旨。在这些博物馆中的活动都确保提供对认知症友好的环境，由经过专门训练的讲解者引导，围绕着为这一人群挑选的绘画、雕塑作品展开讨论。

在开展这类项目的博物馆中，任何人都可以致电博物馆，预约参加即将进行的导览之旅。一般会有多个小组同时开展，每个小组 5~6 人再加上 1 名讲解员。参与者如果能力允许可以独自参加，也可以选择带自己的伴侣来参加。在我近期旁观的一次 MoMA 之旅中，所有的参与者都是女性，尽管男性也经常会参加。其中一位独自参加活动，一位带了三个孙辈，一位在丈夫的陪同下参观，一位十分健谈和富有洞察力的女性带了她的助手，她曾经参加过活动并且每一次都尽可能安排时间来参加。你和伴侣可以充分利用这些已经开展的项目，或向你常去的博物馆提议建立这类项目。

ARTZ 项目最开始的尝试是在 MoMA 中为一组居住在照护机构中的患有认知症的老年人提供包涵三个阶段的项目。项目的第一个阶段，博物馆的讲解员会提前拜访照护机构，将一些经过挑选的艺术品图片投影到屏幕上，并且携带一些明信片大小的复制品，围绕这些艺术品展开讨论。这些老年人可以保存这些卡片，悬挂在房间中，在参观之前仔细欣赏这些作品。项目的第二个阶段是来到展出这些艺术品的博物馆中听讲解，并且讨论这些艺术品。导览之旅的最后，会请参与者对美术馆中的一幅画进行临摹。我曾经参与过一次活动，选择的画作是马蒂斯的《跳舞的裸女》（Dancing Nudes）。它高悬在一个空旷的大厅中，光线很好，也远离人来人往的走道。每位参与者会拿到一张夹在硬板上的白色卡纸，画出他们所看到的东西。这些作品异常精彩。其中一名重度认知症人士画了一幅十分精致的简笔画，独到地表达了其中一位舞者的情绪和韵律。你也可以和伴侣

71

一起在附近的博物馆开展类似活动。项目的第三阶段是讲解员回到照护机构中，请参与者用彩色铅笔或者刷子作画。这一环节的最开始会请每位参与者拿出一件其生活中十分有个人意义的物品，并讲述其中的故事。通过讨论这些家庭照片、首饰、古董等，我们将那个人格丰满的人邀请到桌边，也为所有参与者建立起桥梁。

博物馆讲解员通常受过专业培训，能够让所有年龄、背景的人都融入艺术赏析之中。有经验的讲解员知道如何向参与者呈现艺术作品，并引导他们回应、表达对某个艺术作品的看法。他们知道如何让每一个人的意见都得到重视，并且提供恰如其分的信息，使观看者既感到有所收获又不会被过量信息所困扰。为了使认知症人士融入这样的艺术讨论中，他们首先需要经过特殊培训，选择可以调动参与者认知优势的艺术品，以及能够采取引发参与者认知和讨论的提问方式。

在地区的博物馆中，ARTZ 项目人员都会首先采访认知症人士，了解他们对于一系列绘画、雕塑、摄影作品的反应。在卢浮宫，为了选择博物馆之旅中所讨论的艺术品，我们对一所提供长期照护服务的布列塔诺医院（Bretonneau Hospital）的认知症老人进行了采访。采访中所准备的艺术品首先需要能够在卢浮宫网站上找到，并且我们在博物馆现场确认了它们展出的位置适宜进行导览活动。在 MoMA，ARTZ 项目人员采用带有 30 张复制品的盒子作为艺术品选择研究的基础，也称为"盒子中的 MoMA"（MoMA in a Box）。每一所博物馆的艺术品选择都是将艺术品的复制品呈现给认知症人士，并展开焦点小组访谈。讲解员、博物馆工作人员，以及 ARTZ 项目人员都不会代替他们去选择艺术品。

在焦点小组访谈中，选择艺术品的标准问题是："我想买一些画挂在这边的走廊里，但需要一些建议。您能帮我看看这些画，告诉我是否该把它们买下来挂在这吗？"如果没有使用这个方式，这趟旅程就很容易变为讲解员认为哪些艺术品适合认知症人士，而不能反映他们的真实偏好。MoMA 是 ARTZ 项目最先尝试开展的博物馆之旅，共有 30 幅复制品被呈现给参与者进行筛选。其中有 10 幅作品完全无法被任何人理解，10 幅能被部分人理解，而 10 幅能被所有人理解。在这 10 幅被所有人理解的作品中，有 5 幅被认为挂在家中可能有失风雅，而另外 5 幅则非常得体。

当邀请专家猜测参与者对这些复制品的打分时，他们通常有一半会选错。当我们邀请一位 MoMA 讲解员尝试猜测 ARTZ 员工在认知症人士焦点小组讨论中获得的答案时，就发生了这种情况。在其他博物馆讲解员身上也出现了这种情况。洞悉认知症人士的内心不能仅凭直觉。

数据显示，最能够为认知症人士所理解的艺术品通常能够唤起 6 种反应。参与者通常会通过以下方式表达他们的理解：清晰并且开放地表达他们看到了什么，解读画作背后的故事，看到其与自己生活的联系，表达艺术品背后的情感，识别其中的物品，以及批判性地评价作品的主旨。

认知症人士这样理解视觉艺术品：

1. 感知和描述——谈论他们在艺术品中看到了什么

2. 讲故事——叙述他们在画作中看到的故事

3. 联系到自己的生活——讲述个人的或者历史性的记忆

4. 识别情绪——将艺术品中的情绪识别并表达出来

5. 识别构成画作的物体——看到、叫出那些物体的名字并加以描述

6. 作出批判性评论——对那些具有风险的艺术品背后的道德议题进行评论

在 MoMA 最开始的几次 ARTZ 之旅中，关于绘画和雕塑的讨论主要聚焦在 10 幅公认容易被理解的作品上，也包括其他几幅部分人能理解的作品。当讲解员指出并解释后者的特征时，往往会引发参与者的好奇感，并借由有深度的提问开启热烈讨论。在一些导览之旅中，我们鼓励讲解员去讲解一些新的绘画作品，试探参与者的反应，并在期间仔细地观察他们是否理解这些新的绘画作品。

在这项研究的基础上，ARTZ 项目建议将 7 幅画作为绝大多数导览之旅的核心。魏斯（Wyeth）的《克里斯蒂娜的世界》（Christina's World）是最容易被理解的一幅画，也被许多人所熟知。一个女人在画面的左下方黄绿色的草丛中坐着，看着位于右上角的乡间小屋。你只能看到她在草丛中的背影，但你知道她与小屋有着某种联系。研究中一位参与者表示："那座房子有特别之处""她很渴望房子里的东西""她想去那座房子里，我也是。"

克里斯蒂娜的真实故事是她小时候因患上了脊髓灰质炎导致身体残疾，只能用双手和小臂拉拽着身体移动。然而，

患有认知症的参与者都十分敏感地察觉到魏斯想在画中传达的，并在没有其他解说的情况下也能慢慢注意到克里斯蒂娜的身体有残疾。更令人惊叹的事发生在一次导览之旅中，鲁本·罗森，一位具有一定艺术基础的参与者点评道："她的胳膊和腿都很纤细，屁股却那么健壮，这是一个错误。"当鲁本说出来的时候，我马上看到了他所指的问题，并在后来一直有所察觉，但我无法解释为什么那么有成就的一位画家会犯这样一个"错误"，最近我才找到了原因。

去年夏天，我在马萨葡萄园岛的跳蚤市场买了一本二手书，是魏斯的访谈稿。在其中一篇中他解释道，他很不好意思让克里斯蒂娜去做模特："我最后鼓足勇气去问她'你介意我为你坐在外面的样子画一幅画吗？'然后就画下了她瘦弱的胳膊和手……，我太害羞了，都不敢去为她摆姿势，只好让我的妻子贝蒂摆出她的姿势。"鲁本说的完全正确。

只有极少的参与者能够"理解"蒙德里安（Mondrian）的《百老汇爵士乐》（Broadway Boogie-Woogie），这是一张大幅油画，在横平竖直的线条上画着很多彩色的方块。很多人会评价"为什么有些人想要把桌布挂在墙上呢？"但当一名讲解员说出作品的标题时，他们的脑海中会迅速地闪现出时代广场，以及自己年轻时在舞蹈俱乐部跟着爵士乐跳舞的场景。他们指出蒙德里安画中的色彩确实让他们联想到了百老汇。

博物馆之旅并不像想象中的那么简单，当博物馆没有按照步骤开发项目以确保其项目能够适合认知症人士时，很可能对参与者及其伴侣产生负面影响。在博物馆中为认知症人士导览的人，除了学习如何应对不同年龄段艺术观展群体之外，还必须学习如何与认知症人士建立联系。这一训练中包括一些具体的技巧，以帮助参与者在博物馆这样一个新环境中感到舒适。培训环节包括讨论已被研究证实，能够引发其共鸣的艺术品，演示并且在督导下带领潜在参与者进行导览，然后再进行研讨和评价。艺术作品的选择和导览训练的原则适用于所有已经开展 ARTZ 项目的博物馆，包括卢浮宫、哈佛自然历史博物馆、MoMA、位于马萨诸塞州林肯市的德科多瓦雕塑公园和博物馆（DeCordova Sculpture Park and Museum），以及许多其他的博物馆。当你独自或者和伴侣一起参观博物馆时，或者制订导览计划时，可以采用同样的原则。

以下就是 ARTZ 博物馆导览项目时的一些沟通原则。

了解建筑布局：画一张地图，计划好参观者的路线，使游览的积极体验得到最大化，负面体验最小化。

搭建好舞台：行前功课。给参与者都准备好姓名牌，确定采用名还是姓去称呼参与者。你可以这样问："您更喜欢我称呼您玛丽，还是史密斯夫人？"

介绍你自己：戴好你的姓名牌，在自我介绍时指着你的名字，用名字去指代你自己，简单解释你的角色是什么。

使用友好的肢体语言：永远要正面面对他人，尽可能减少威胁感。握住他们的手，看着他们的眼睛，并微笑。

减轻参与者对自身所处位置的焦虑感：即便没有人问"我们在哪？"也要时不时提示所在位置，"我们正在明尼阿波利斯市的城市中央博物馆"，或你们所处城市的名字。

减轻参与者对于为何他们在这里的焦虑感：即便没有人问"我们为什么在这里？"也要根据需要时不时地重复"我们将会看到很多精彩绝伦的艺术品"（对应"他们想带我做什么？"这一潜在疑问）"你的家人和朋友知道您在这里"（对应"如果我的妻子在找我怎么办！"这一潜在疑问）"我们会花大概 1 小时游览"（对应"我什么时候离开？"这一潜在疑问）。

让每位参与者都投入其中：提问方式需要涉及作品中的具体事物。例如，"为什么这个女人要站在这里？"而不是"这幅作品描绘了什么？"对第一个问题的回答也解决了第二个问题。

避免考问：不要说"你知道这幅画的作者吗？来，这很简单的"。而是慢慢地通过简单的叙述和设问去介绍艺术作品，从而让参与者能够和你共同探索这幅作品。这样的方式也能够让他们保持尊严和成就感。

让体验变得积极：积极体验总是会提高自尊，而自尊是认知症的一剂良药，它能够减缓激越、攻击性和社交退缩。如果你发现有的人变得很焦虑，就换一个话题。

积极的重复：当他们说"明白了"或者是想起了画家的名字，或者是任何其他相关的东西，积极地回应，但避免显得很惊讶。

创造零挫败体验：整个博物馆之旅都应该是零挫败的，即去积极地触动他们的杏仁核——大脑中的情感中枢。不要试图让参与者去比较半小时前看到的一幅作品和现在面前的这幅作品。

在对这一系列原则进行培训之后，澳大利亚国家美术馆的讲解员向我介绍了他们认为馆内最具代表性的艺术品。这些丰富的澳大利亚艺术品包括鲜艳的肖像画、内陆地区的沙漠景象、色彩鲜艳的室内空间，以及一群正在参加比赛、贴着号牌的舞者画像。一开始我带领了几位认知症人士开展了一次导览之旅，博物馆的讲解员旁观并进行点评，随后由他们自己导览项目，我则在旁观察。

他们陷入了一个两难困境。他们难以衡量该更多地去传授他们所了解的关于这些绘画的知识、他们对这些绘画的理解、他们希望观众看到的，还是更多地鼓励参与者表达他们看到了什么或者感受到了什么，这并不是一个选择题。他们逐渐感受到这种导览中需要转换思路，重点是让观者能够自由地欣赏作品并表达自己的想法，而非以知识的传授和说服为主。

当我们这样做时，奇妙的认知出现了。参与者能够深刻地理解这些作品，他们似乎能看到画家脑海中的事物。一幅名为《时髦女郎》（*Flapper*）的作品表现了 20 世纪早期一位坐着的舞者。作者描绘了一名正面对观众，看起来精心打扮过的年轻女子。通过一问一答的讨论，参与者达成一致，认为这个女人的上半部分是一个"得体的女子"。随后他们注意到模特交叉的腿，以及露出的长筒袜。他们很快经由自己成长过程中的强烈道德感判断指出，一名得体的女子永远不会把腿交叉起来，而应是并腿坐。在对战争时期购买袜子的艰难过程进行一番讨论后，他们一致认为画中的女人一定是一名演员或者歌舞女郎。为什么她会采取双腿交叉具有暗示性的姿势呢？参与者明显地看出了画家所呈现的这位女子的两面性，即得体的一面和有失风雅的一面。

另一幅名为《车夫的妻子》（*The Drover's Wife*）的画中描绘了一位女子伫立在远离马车的地方似乎不知何去何从。观众感受到了画中的情绪，并且一下子就看到了这个女人的状态是多么不舒适。根据这幅画在艺术史中的背景，画中女人刚刚发现丈夫背叛了她，她想要远走但不知去哪儿。观众们纷纷表示，这个画中女子似乎愿意去任何地方，只要离开就行。

这些深刻洞见在博物馆之旅中随处可见。在我们的研究与项目准备工作中，发现一些艺术品能够显著地增加参与者的注意力、参与感和自信。我们也根据这些原则选择了一些中国绘画作品，供读者参考。

《父亲》作者：罗中立

《绍兴河滨》作者：吴冠中

《山村小店》作者：朱毅勇

《插秧》作者：苏天赐

《麦收》作者：周正

《祖孙三代》作者：冯法祀

《阅读》作者：王盛烈

《天安门前》作者：孙滋溪

《包饺子》作者：费正

《春天来了》作者：袁庆一

有益健康的艺术

在过去的十年间，用于疾病治疗的艺术项目越来越多。患病的人通过艺术表达能够参与到有意义的活动中，产生目标感，找回自我存在感，与他人交流，这些都对健康与福祉有所裨益。在卢浮宫、澳大利亚国家美术馆、波士顿的 5 所博物馆，以及其他的博物馆之旅的项目都证明，当艺术逐渐成为认知症人士生活的一部分，他们的生活质量明显提升了。同时我们通常也需要转变模式，使得文化机构能够接受和开展这类项目。适应性调整和培训是必要的，但这仅仅只是开始。我们面临的最大挑战是让这些机构树立一个观念：为这类人群服务是一种基本的社会责任，这对所有参与这个项目的人来说都很有意义。

位于伦敦市切尔西地区的切尔西和威斯敏斯特医院（Chelsea and Westminster Hospital）就拥抱了这一新理念。通过其活力十足的"有益健康的艺术"（Arts for Health）项目，医院空间为新理念奠定了坚实基础。每个大中庭空间都摆放了大量现代雕塑作品，从病房中即可欣赏；走廊中布满了令人兴奋的现代艺术作品，医院定期为患者、员工和访客举办古典音乐会。还有一个特别项目是为职业画家提供售卖作品墙，如同专业画廊一般。同时，也如同专业画廊那样，医院会从销售所得中拿出一部分作为佣金。

在英属哥伦比亚的温哥华，几所公立美术馆曾展出认知症人士的艺术作品；在东澳大利亚也有多个认知症照护机构邀请文化艺术家玛丽·辛特拉（Marily Cintra）开发出了"创意空间"，帮助居民发挥与生俱来的创造力。

在巴黎西北部的布列托瑙医院（Bretonneau Hospital），他们为来自附近的蒙马特地区（Montmartre）的艺术家免费提供艺术创作工作室。作为回报，每位艺术家承诺每周和患者共度几小时的艺术体验时光。这家医院也有一个设备完善的剧场，提供给当地的剧团排练演出，而作为补偿，至少其中一场演出要免费向医院开放。

自 己 动 手

在你尝试与伴侣建立更好的关系时，你可以选择参加附近艺术机构的项目，每周去一个不同的博物馆。如果你附近没有这样的艺术项目，你可以带着这本书去找博物馆的相关部门，请求他们为认知症人士创建一个项目。

你也可以仅为你自己或者你认识的人创建这类项目，他们也许是来自某个支持小组的成员。方法如下：

比如，找到你的妻子过去常参观的一所博物馆，或是其他博物馆的一场你认为她可能感兴趣的展览，如有关当地历史社会的展览。通过邮件或者电话询问博物馆是否有哪一天人相对较少、馆内较安静。先自己去一趟博物馆商店，买二十几张关于展品的明信片。回家后，请你的妻子选择那些她可能感兴趣的展品，了解她为什么感兴趣并且记录下来。再次去博物馆看看这些被选出来的绘画、雕塑、文物和照片的位置，为它们规划一个顺畅的游览路径。如果你觉得你的妻子会感到疲惫，需要轮椅或者在某些地方布置一个折叠椅，提前和博物馆的员工协商并做好安排。当你和你的妻子共同欣赏每一件艺术品时，再次询问她的感受和好恶。你可以用之前的笔记制造话题引导妻子谈论这件作品。愿你享受这段愉快的博物馆之旅！

第五章

表 演 艺 术

音乐、诗歌、戏剧、
电影和马戏

当我们突然听到一首许久未听的歌曲时，记忆的闸门
便打开了，我们沉浸在记忆中……就像一把钥匙，打开了
歌曲相关所有回忆，有时间，有地点。

——丹尼尔·莱文汀

表演艺术与纯粹的视觉艺术不同，它能够调动人的多
重感官，也因此能够唤起不同类型的记忆。它们充满了听觉、
视觉和肢体感受。在表演艺术的情境下，即无论是在电影院、
音乐会还是马戏表演现场，我们都更难以移开视线，从而
转向自己的内心世界。戏剧氛围本身承载的回忆与信息甚
至超出其具体内容。配乐的韵律和节奏就如同一首歌曲一
样令人投入。最近一位同仁问我：如果说熟悉的音乐能唤
醒认知症人士的记忆，但为什么她父亲会喜欢他此前并没
有听过的雷鬼音乐 (reggae music)？韵律和节奏本身就包含
着记忆信息。

　　正如人们既能欣赏绘画和雕塑，也能自己去创作，戏剧艺术也能够有同样的诱惑力。你可以聆听一段音乐或者创造一段旋律；你可以去观看一场马戏表演，也可以戴上面具自己扮演小丑；你可以去看一出戏，也可以自己创作、出演。每一种投入参与都能够带来独特的挑战和乐趣，强化不同的大脑机能，也都能助力你建立一段更好的关系。

剧　　场

　　无论作为观众还是作为表演者，戏剧都能够紧抓认知症人士的注意力。戏剧比任何正式的演讲更能强有效地传递感受和想法。因为他们能够理解和感受戏剧当中的情感，这种表达方式对他们来说是强有力的，能够更好地传达他们的相关情感：他们的体会、恐惧和应对方法。

　　《知我者敬启》（*To Whom I May Concern*）是由早期认知症者创作的，是一部不断更迭的、情感动人的关于认知症体验的戏剧。这部戏的开发者是一名老年学家、护士与剧作家莫琳·马修斯（Maureen Matthews），她在纽约大学准备博士论文时产生了创作这部剧的想法。在持续数年与认知症人士的焦点小组访谈中，莫琳捕捉到了他们的话语、思考和表达方式。她把这些转译成了戏剧，而焦点小组的成员最终将它演了出来。在开发这部戏的过程中，莫琳与演员、导演兼社工劳伦·沃尔克默（Lauren Volkmer）密切合作，开展排练和筹划上演，后者同时也是 ARTZ 项目的志愿者。

2006 年 4 月，这一剧目在纽约市阿尔茨海默病协会的疾病早期峰会（New York City Alzheimer's Association's Early Stage Conference）中演出，4 名表演者分别朗诵了认知症人士写给医生、写给协会及写给上帝的信，信中的语言均是基于他们自己的语言加工而来，以达到更好的情绪感染力。莫琳与劳伦后来又设计出了更引人注目的舞台，演员们坐在桌边，舞台前面是一个很大的"信袋"。

第一次在纽约公演中，其中一封信是一位演员写给为其做首诊的医生的。"疑似阿尔茨海默病"是给出的诊断，而医嘱则是"服用全部药物，看看效果，并于 6 个月后随诊"。"我能确保 6 个月中不迷路吗？""我能在接下来的 6 个月里正常对话吗？"写信的人这样问医生。讽刺的是，这封信还附上了当地阿尔茨海默病协会的电话，而这名医生在作出诊断时甚至还不知道这个电话。

另一封信的作者是一位确诊后与妻子共同去佛罗里达度假的男士，这封信中指出了与认知症共存的关键点。他先是抱怨了当时自己得到的信息多么无效，最后在信的结尾写道："他们正在露台上提供饮品……这下总算有点盼头了！等我们回来时再相见吧。在佛罗里达犯迷糊。"

还有一封特别感人的信，是一位申请加入专业协会但遭到拒绝的护士写的。她发现原因是一个会员告诉了协会的委员会，她已被诊断患有认知症。

亲爱的莎拉：

我必须要告诉你，你所在的学会拒绝了我的入会申请，我非常难过。作为一名退休的护士，我很期待在你所在的学术团体中激发一些探讨和学习的机会。我深信我可以作出很多贡献，也能学到很多。当我今天收到那封他们不再需要我的信时，我很失望。当然你从没有说出这样的话。你说会员资格的数量是有限的，而你却又招纳了新一年的会员。我看到了其中一位会员在我提到自己被确诊为认知症时的反应，我太过天真了，以为她不会满怀偏见，以为她会与协会委员会就此事进行沟通。

我希望你能够去了解认知症带来的影响，尤其是对于早期阶段的人。我仍然是世界的一部分，我也不会传染给任何人。

遗憾的，
玛格丽特

在谢幕之前，每一位演员会在演出结束之后发表一段个人的感受。鲍勃就十分流利地表达出了他在很大程度上仍旧活跃，并且积极参与到生活之中。

我仍然对政治感到兴奋。我关注伊拉克战争、卡特里娜飓风，以及在华盛顿、斯塔滕岛有什么新闻。我也对总统保有自己的看法。我十分担忧国家的未来、世界的未来。我也同样担心我自己的未来。

我也写了另一部戏剧，希望向观众传达他们不应该污名化或者躲避认知症人士。这部剧也被称作《我依然在这里》（*I'm Still Here*）。最初是现场演出，视频版则作为一个系列电视节目的核心内容，用以激发公众讨论，该节目是由马萨诸塞州的小城镇市长们赞助的。与"我依然在这里基金会"一起，每位市长都开展了一系列公共演说、讨论、小型医疗展会、演出，以提高其所在城镇的人们对于认知症的关注，并提供一些资信。这部剧的神奇效果如同比赛前的开球，引起了当地民众的极大关注。

《我依然在这里》这部剧是围绕着一个家庭如何应对有认知症症状并最终被确诊的父亲。它展现了家庭成员或同事发现这个人患病时的一系列反应：恐惧、拒绝、愤怒、自我保护和最终的理解、爱与支持。这部剧最终以这位父亲在阿尔茨海默病协会年会上的独白结尾，他承认了自己的病，也让大家了解到他依然在这里。

尽管不再作为一名律师每天应对案子，我拥有了一个十分自豪的新使命——让尽可能多的人了解到认知症人士首先是在"生活"，其次才是患有疾病。那些被确诊的人仍然可以向家庭、向关注认知症的人、向我们的社区作出很多贡献。

因此，我想告诉你们：不要躲着我们！不要忘记我们！不要抛弃我们！对这一疾病的偏见正在阻碍我们构建更加彼此尊重和富有尊严的社会。

作为结尾，正如我在一开始说到的，在度过了几年充满困扰的生活之后，在受到了大量新老朋友的帮助支持后，我终于可以说出："我的名字是吉姆。我是一名丈夫、一名父亲，也是一名认知症人士。"

《知我者敬启》演出后，一位台下观众清晰地表达了这种戏剧对于认知症人士起到的作用。"感谢你们道出了我们一直想要努力表达的"，他说道，"我有认知症，我仍然具有充沛的感受、思想并且需要自我表达、持续参与到生活中"。戏剧流畅地传达了这个信息。

诗　歌

区别于纯粹的文字，诗歌是一种可以激活某些大脑功能的艺术形式。阅读诗歌或者写作诗歌都能够跨越大脑的功能障碍，让认知症人士能够充分参与其中，其对大脑区域的激活方式与歌曲相近。所有诗歌都有这样的效果，而戏剧性诗歌朗诵的效果甚至能够延伸到戏剧领域。

加里·格拉兹纳的认知症诗歌项目（Gary Glazner's Alzheimer's Poetry Project）是最早致力于通过诗歌增进彼此交流的项目。他在协助生活社区、护理院中开展戏剧性诗歌朗诵，同时也在一些公开场合举办这类活动。他的第一个公开诗歌活动是 2006 年初在纽约的鲍威利诗社（Bowery Poetry Club）举办的。那是一个很受欢迎的表演空间，许多诗人会在夜晚相聚在那里分享他们的诗作。鲍威利诗社与阿尔茨海默病艺术家项目、纽约市阿尔茨海默病协会联合举办了这场活动，主要听众是认知症人士及其伴侣。加里·格拉兹纳、鲍勃·霍尔曼（Bob Holman）（诗社创始人）和我（我从年轻时起就经常在那里朗诵）则是三个主要的朗诵者。我们共同用戏剧性的方式朗读了加里及其认知症诗歌项目所编纂的一本诗集，其中收录了一些特别能够调动与吸引这一人群的诗作。

哥伦比亚大学鲍勃·霍尔曼诗歌班的学生，以及部分听众也诵读了诗集中的一些诗歌。每次活动的最后会与观众共同建构一首诗，并进行有感情的朗诵。加里基于听众对如下问题的回应创作了诗歌："你见过的最美丽的东西是什么？"每一位听众都参与其中，度过了一个美好的夜晚——在朗诵着诗歌的时空中，认知症暂时消失了。

下面这首诗来自鲍威利诗社的一组成员，他们欢乐而富有激情地创造出了一首有关"最美"的诗歌。

有太多太多的事

全都是那样的事

我从不那样去想

我与美是那么接近

我无法得到足够的美

我不去数它们

日落，以及那么多的事情，它使我不能自己

金钱

我常常看到美丽的事

就像一个母亲和一个父亲养育一个孩子

那是他们自己的孩子并且他们知道

无论这个孩子好，或者坏，或是平庸，都没有关系

而我是一名教师，所以我知道

如果你能够找到正确的方式，你就能看到真正的我

他们是那么完美

一只沉睡的黑色小猫是美丽的

阳光是我看到的最美丽的事物

我教授化学工程

我看到最美丽的东西是火

露丝的眼睛是那么美

沙拉，我刚出生的女儿，无论她是好，是坏，还是平平无奇

我的妻子弗吉尼亚

只有在你长大之后金钱才是美的

日落

一个大大的哈欠

什么，什么，什么是美！

阅读是美丽的

在纽约或是土耳其？博斯普鲁斯海峡。在这个国家没有什么能比博斯普鲁斯海峡更美。

从今天或者明天起我将不能记得所有事情

牙买加的海滩

星空

我的母亲是一位美丽的女性

蛛网上的一只蜘蛛

听到声音

猫鹊的声音
我见过最美的事物就是你！

与前述博物馆之旅中适合的艺术品一样，那些能够充分调动认知症人士的传统诗歌也通常有一些共性特征。它们通常都比较短、直接，并且包含强烈的意象。

具有如下特征的诗歌往往更加有效：

- 强烈的意象
- 对自然的清晰描绘
- 最好从儿时便熟知
- 小节较短
- 整体较短

加里的书，也收录了许多他在组织活动的过程中发现的、更能吸引参与者注意力的诗歌。作为阿尔茨海默病艺术家项目的一名志愿者，劳伦·沃尔克默（Lauren Volkmer）也经过反复尝试选出了一些不错的诗歌。这些诗歌往往都因具有上述特点而效果甚佳。

威廉·布莱克的《虎》描绘出了栩栩如生的画面，表达了强烈的情感。用戏剧性的方式诵读它，是对这一群体来说非常合适的一首诗。

老虎！老虎！黑夜的森林中
燃烧着的煌煌的火光，
是怎样的神手或天眼
造出了你这样的威武堂堂？
你炯炯的两眼中的火

燃烧在多远的天空或深渊？

他乘着怎样的翅膀搏击？

用怎样的手夺来火焰？

又是怎样的膂力，怎样的技巧，

把你的心脏的筋肉捏成？

当你的心脏开始搏动时，

使用怎样猛的手腕和脚胫？

是怎样的槌？怎样的链子？

在怎样的熔炉中炼成你的脑筋？

是怎样的铁砧？怎样的铁臂

敢于捉着这可怖的凶神？

群星投下了他们的投枪。

用它们的眼泪润湿了穹苍，

他是否微笑着欣赏他的作品？

他创造了你，也创造了羔羊？

老虎！老虎！黑夜的森林中

燃烧着的煌煌的火光，

是怎样的神手或天眼

造出了你这样的威武堂堂？　①

　　我们也选择了下面四首中文古诗，它们具有不同主题，并充分体现了前面所提到的特征。

---

① 　《虎》（*The Tyger*）是英国诗人威廉·布莱克的名作，用象征的手法歌颂了法国革命力量。——译者注

《回乡偶书二首·其一》

贺知章

少小离家老大回，乡音无改鬓毛衰。

儿童相见不相识，笑问客从何处来。

《望庐山瀑布》

李白

日照香炉生紫烟，遥看瀑布挂前川。

飞流直下三千尺，疑是银河落九天。

《游子吟》

孟郊

慈母手中线，游子身上衣。

临行密密缝，意恐迟迟归。

谁言寸草心，报得三春晖。

《登鹳雀楼》

王之涣

白日依山尽，黄河入海流。

欲穷千里目，更上一层楼。

创作诗歌

你可以与一个或者一组认知症人士共同创作一首诗。尽管在公开或者是社团环境中，一名专业诗人往往能够写出"更好"的诗作，但你仍然可以调动对语言、对人的天然敏感性，成功创作出一首"合作诗"（shared poetry）。诗歌创作使得认知症人士及其伴侣都有机会表达自己的洞见，创造性地使用语言。一起写诗的过程不需要什么资源，但却能帮助人确认自我价值，建立良好的关系。

个人写作往往能够得到一首更具连贯性的作品，表达出更个性化的视角。下面的步骤建议来自约翰·基里克（John Killick），也是这一活动的发起人：如果对方不是你所熟悉的亲人或者朋友，你首先需要了解他，取得信任。这种信任是指在你与他沟通的那个时刻，他相信自己诉说的时候你会用心倾听。

诗歌创作第一个牢不可破的原则是，保持安静，专心倾听。不要急于用自己的一段话来填补沉默。相反，你需要给他足够的时间去整理思绪和感受，去找到恰当的词语并表达出来。不要干扰这一过程。

当伴侣开始自由表达，问问他，你是否可以用笔或是录音设备记录下来。永远不要未征询对方同意就贸然开始记录一个人说的话。

避免提供主题方面的建议，或者给予任何的引导。你所需要做的就是对话、用心倾听。你的职责是记录和确认，而不是引导。通过如实记录，你赋予了这些语言重要意义。你可以通过点头、肯定、表示认同等方式表示自己在聆听。

不要在初期阶段就尝试写一首完整的诗歌。对方的表达及你正在记录的内容往往是接近散文的形式，也可以一直保持散文的形式。当对方看起来已说完，或者太疲惫无法继续，就可以告一段落。随后慢慢地、审慎地结束对话。告诉对方你会将他所说的话打印好，下一次带过来见他。

当你把这些文字录入并且整理好后，可以找一个独处的环境仔细阅读这些文字，看看是否具有诗歌的潜在特质：韵律、重复、生动的情感表达，特别是隐喻。如果你找到了这些，那很有可能在这篇散文中就隐藏着一首诗。韵律是最难找到的特质，只有很偶尔和意外的情况下才会出现，所以不用花太多精力去寻找它。

当你发现了其中的诗歌潜质时，你就可以开始准备创作了。你可以先把那些看上去与所表达主题无关的元素剥离掉，此时可以依靠你自己的感性能力。但是，这是第二条黄金法则，即任何时候都不要增加其他内容。最终诗作中的每一个词都必须来自他本人。记住，你是在赋能，而不是干涉。

把诗作带给对方看，为他朗读，并给他一份用24磅（pt）字号打印的纸质版。如果你最终是写出了一篇散文，也需要这样做。征询她的意见，能否向其他人分享这首诗，包括他的家人、朋友或照护机构的员工。如果你发现这首诗特别出色，也可以询问能否以某种方式向更广大的听众分享它，如读物、广播电台、杂志或书籍的形式。如果他同意，你需要以书面的形式请他或者监护人签署一份同意书，其中要明确写出能否使用他的名字或者姓氏，抑或需要匿名。

当一个人，无论是他本人还是家属创作了许多诗歌后，就可以考虑出版一本小册子，并举办一次相对正式的朗诵会，邀请亲朋好友来参加；也可以把纸版诗歌装裱后挂在墙上，以表彰他的创造性。

讲　故　事

　　除诗歌外，伴侣还可以通过创作故事的方式来建立有意义的关系。正如心理学家丹·施克特（Dan Schacter）在他那本可读性极强的书《追寻记忆》（*Searching for Memory*）中所说，随着年龄增长我们的记忆能力都会慢慢降低，唯有一种能力不减反增，即讲故事。也许是我们总是讲述或者复述那些人生故事，所以能够牢牢记住。即便当我们老了，别人也总是喜欢听我们讲故事，而无论它和真实的记忆是什么关系，是否作了润色和修饰。当我们老了，无论是否患有认知症，我们往往会不自觉地成为给孙辈们讲故事的人。安妮·巴斯汀（Anne Basting）就基于长者这种天然的讲故事能力，开发出了与认知症人士建立关系的一种活动，称之为时间票据（TimeSlips）。

　　安妮开发出了一种结构化的讲故事小组活动，尽管活动的焦点是讲故事，但活动流程中也反映出与认知症人士分享表演艺术的一些基本原则：如何与他们对话和交流，如何呈现想法，如何唤醒创造力，以及如何建立起一段关系。约翰·基里克使用了聆听和作诗的方式；莫琳·马修斯和劳伦·沃尔克默则通过采访并撰写"通信剧本"的方式。安妮与他们不同，她鼓励并且教会人们该如何编故事，这通常是以小组的形式进行。这些艺术体验所共通的一点是它们关注个体的能力，尝试将两个或者更多的人联系在一起，带来喜悦和满足感，这些正是与认知症人士共同开展表演艺术活动的原则。

　　安妮的活动流程第一步是做好前期准备：活动组织者朗读小组之前创造的诗歌（如有），接下来传递一张独特并且通常令人惊奇的照片，如一个婴儿坐在老旧的医生出诊包上，一位好似电影《飞燕金枪》中身穿长裙在铁道边用来福枪瞄准前方的女人，或者是一名登山者正在跨越，甚至是飞跃深谷上的巨石。用这种奇幻的有些不真实的照片而非日常视角，能够让人更自由地构想故事，而不必担心误读了图中反映出的信息。相比于猜测照片中自己可能相识之人的名字，指出一张历史照片中的人名往往更安全。人总是害怕犯错。

　　在小组中，所有人都可以看着照片，为构建故事说出些只言片语，无论是有理有据的，还是天马行空的，尤其是当有人先起了一个头之后。其中有的参与者把坐在医生出诊包上的婴儿命名为恶作剧。另一个人则把飞跃山谷的登山者称作"疯狂的勇士"。当他们兴味盎然之时，就会减少迷惑感、激越性，会更主动地发起对话，也更容易和家人、朋友交流。这是为什么呢？

　　安妮给出了一个颇具说服力的理由。随着年龄的增长，人们会逐渐抛弃或者失去曾经的社会角色，那些定义自己是谁的角色：教师、父母、朋友或是养家糊口的人。而这并不意味着他们不能承担新角色，发展新关系。在莫琳和劳伦那里，他们可以变成讲述者；在加里和约翰·基里克那里，他们可以是诗人；在卢浮宫，他们是博物馆参观者。但在安妮·巴斯汀这里，他们变成讲故事的人。这些新角色会让他们有力量感，觉得自己是有用的人，尝试去使用创造力而不是记忆力。

本书提到的所有艺术体验都是成功的，因为它们都建立在一个共同原则之上：对于认知症人士日渐衰微的记忆来说，创造性仍然积极且活跃。那些能够抓住这个钥匙的伴侣就能够建立起长久、有爱的关系。

在安妮的活动流程中，活动组织者通常会将故事组成员聚在一起，运用照片给他们带来想法和话语，让他们能够创作出欢乐有趣的故事。组织者往往需要提出一些问题，并且赞许和尊重每一个答案。组织者可以这样提问：你觉得这个人应该叫什么名字？这件事是在什么时候发生的？她会是从哪里来的？你觉得他这样做已经多长时间了？任何答案都是可以被接受的，甚至是不同答案。谁说一个人只能从一个地方来，或者只有一种想法呢？谁说不同的想法和名字必须一致呢？我们所有人都会有跳跃性思维。也正因如此，创作出来的故事会更加充满幻想、富于想象力、好玩并且具有创造性。

当故事组的成员听力不好时，可能难以听清问题。类似地，一些博物馆的游客有时也会听不清讲解员在说什么。此时伴侣应该察觉到这种困难，可以坐得离他近一些，或者重复一遍问题使他可以听清。如果一名参与者想说什么但是声音很小，伴侣也可以通过大声重复，使得其他组员或者活动组织者能够听清。这些细节做法在任何艺术体验中都是非常重要的。通常参与者沉默寡言并非因为他们没有什么可说，而是他们没法看清或听清正在发生的事。安妮把帮助人听清和放大其声音的人称为回声者（echoer）。每一个艺术体验中都需要这样一个回声者帮助沟通，特别是在小组活动时或在公共空间中时。

为了强化故事讲述者、诗人或者演员的角色认同，在每次表演艺术活动结束后都需要设置一个庆祝环节。朗读这些故事、诗歌、戏剧或者歌谣，让每一个人都受到致敬和感谢。鼓掌也是一个好主意。朗诵一首诗、投稿到当地报刊，甚至将它装裱起来挂在墙上等庆祝形式，都能够让认知症人士及其伴侣感到愉悦和乐趣，升华彼此的情感并且让关系变得更好。

这种讲故事的形式是为小组创立的，如果一对伴侣想要在家中开展类似活动，她可以邀请一组朋友共同加入。认知症人士作为小组的一名成员，尽管每位成员的认知能力也许都不尽相同，确保那些受邀者在创造故事过程中尽可能不要依赖记忆和事实，而是运用他们的幽默感和丰富的想象力。

如果两个人想要一起创作故事，也可以一起看一张照片，通过自己的方式解读它，并且与彼此分享自己对照片的看法。伴侣仍然需要写下故事，这可以是简短的笔记，而非完整的句子，避免打断讲故事的过程。伴侣也可以用不同的方式提问。你可能不必问：你觉得这个人应该叫什么名字？而问"我觉得这个人应该叫疯狂的维吉，你觉得怎么样？"或者"我想这个人好像正要去参加一个婚礼，你觉得她会在那里看到什么呢？"伴侣此时变成了两个故事的讲述者之一，而不是一个组织者。

总体而言，本书中所有的艺术活动都基于：对于认知症人士生活状态的深刻理解，与他们建立关系的强烈愿望，以及对于伴侣间沟通基本法则的理解。以下清单在安妮的版本上略作修改，可以作为伴侣之间深度互动或者博物馆等场所的专业人士与参与者深度互动的通用原则。

- 从正前方接近对方。
- 以对待成年人而非孩子的方式与之相处。
- 使用眼神交流。
- 通过坐着或者站着做到视线平齐。
- 以自我介绍开场。
- 保持冷静。
- 缓慢并且连贯地说话。
- 一次只问一个问题。
- 给出一步一步的指导。
- 当你说完后，给予对方充分的接收信息和加工时间。
- 耐心地等待答案，不要因为你认为对方没有理解而打断他。
- 通过手势加强你传递的信息。
- 注意非语言的表达。
- 不要在对方说话的时候打断他。
- 重复你没有听懂的话。
- 在重复的时候使用对方的语气语调。
- 跟随对方的话题，让这个人决定话题而不是强加一个你认为有关的话题。
- 如果你想确认自己的理解是否准确，可以通过多次重复、不断微调的方式，直到对方确认你的理解是正确的。

- 认可对方表达出来的感受。
- 在对方接受的前提下，通过触碰的方式表达感受。
- 放慢手势，少用手势，不要太富有肢体表现力。
- 在他们不理解的情况下，解释你的动作。
- 避免使用俚语（除非对方的文化背景是俚语的一部分）。
- 使用与对方的年龄和经历相匹配的语言。
- 自己要乐在其中。
- 保持微笑。

当你应用上面这个美妙的清单时，你将能够在多数时间与认知症人士有效沟通，无论你是在引导一个博物馆之旅，还是讨论一部电影，抑或创作一首诗歌。

在电影中遇见我：漫步在观影记忆的小路上

扮演诗人或者故事讲述者的角色，都是使人增进创造性，发展技能、触及记忆、重返生活的方式。另一个类似角色是观影者，但不是针对所有类型的电影。ARTZ 项目中发现了一系列能够吸引认知症人士及其伴侣的节目，绝大多数是好莱坞影片、音乐剧和电视节目。一些影片、场景及演员是深深烙印在许多人记忆中的，重温这些影像会唤起他们观看电影的回忆、与之相关的生活记忆，带来轻松感，并且使他们感受到生活的美好。

影视场景还会产生一个效果：它们会触动观影者大脑的杏仁核，激发情感体验。都有哪些影片有这样的效果，他

们为什么能够产生作用呢？下面的清单就是我们炉石机构
和纽约东区克里斯社区之家（Leox Hill Neighborhood House
in New York City）中，经过与居民和客户不断尝试之后得出
的。尽管看上去这些选出的场景和影片都是那么常见，但
正如我们在上一章中所讲到的艺术品选择一样，必须经过
研究才能最终选出真正有效的影视场景和艺术品。此外，
我们也选择了几部可能产生效果的中国影视作品，涵盖喜
剧、爱情、历险等不同的主题。当你自己在家建立影片集时，
最好能够广泛尝试不同的影片，并且选出那些效果最持久
的（表4）。

表4　影片集

场景名称	影视作品名称	演员
在雨中歌唱（Singin' in the Rain）	《雨中曲》（Singin' in the rain）	吉恩·凯利（Gene Kelly） 黛比·雷诺斯（Debbie Reynolds）
"哆来咪"之歌（Do-Re-Mi）	《音乐之声》（Sound of Music）	朱莉·安德鲁斯（Julie Andrews）
"我们有巴黎"（We'll always have Paris）	《卡萨布兰卡》（Casablanca）	亨弗莱·鲍嘉（Humpherey Bogar） 英格丽·褒曼（Ingrid Bergman）
甜蜜的吻	《庐山恋》	郭凯敏　张瑜
樱桃好吃树难栽	《我们村里的年轻人》	梁音　金迪
险渡通天河	《西游记》续集	六小龄童　迟重瑞 马德华　闫怀礼
拍摄全家福	《瞧这一家子》	陈强　陈佩斯

　　这些影片中的许多明星都家喻户晓，他们的新闻故事常年见于电影杂志中，像是亨弗莱·鲍嘉，英格丽·褒曼，吉恩·凯利。这些影片也是如此。谁没听说过《卡萨布兰卡》呢？

　　然而，更重要的是这些节选片段中所能激发的情感：开心、焦虑、担忧、伤感、希望、幽默、愚蠢、爱、后悔、宽慰等，它们轻易就能被唤起，了解这些影片的你也可能会列举出更多的情感。唤起情感的效果是什么呢？观影者会感到活在当下、感到自主。所有人都可以平等地开怀大笑或者痛哭一场。伴侣之间可以从更深刻、更私人、更熟悉的层面建立联系。在最近的一场放映会上，我注意到一对夫妇刚开始时非常紧张，生怕犯什么错误。但在放映结束后，他们都十分放松地靠在椅背上，紧握着彼此的手，仿佛回到了年轻时代。在这个瞬间，他们的关系中仿佛没有认知症。

　　当我向活动小组展示这些片段时，我通常会邀请一位同事协助。我们其中一人会负责准备工作，"打开"每一个电影片段，而另一个人则会在播放片段后提出一些问题，来唤起和引发相关的记忆。一个典型的"打开 – 设置"过程就是这样，当所有的提示都已经给出时，就会有一个观众猜测这部电影的名称了：

　　"你们即将看到的下一部电影是我认为最动人也最悲伤的一部电影了，一个真正的爱情故事。这会是哪部电影呢？〔等候回答〕我会给大家一些提示，即故事发生在第二次世界大战期间的北非。事实上，它是在一座有城堡的城市。这部电影中最著名的一句台词就是：'弹奏吧，山姆'。而这部电影的主演是史上最有名的一位演员——亨弗莱·鲍嘉，没错，'鲍仔①'，另一位是史上最美的女星——英格丽·褒曼。没错，这部电影就是《卡萨布兰卡》。看片吧！"

在影片的最后一幕，鲍仔试图说服褒曼饰演的角色离开他，随后他射杀了试图阻止航班出发的士兵，并保护着她的航班顺利离开，此时回忆环节正式开启。

"这是不是你看到过的最令人伤心的场景呢？但是也很温情感人对吧？你曾经这样深爱过吗？你曾经不得不离开你所爱的人吗？那是什么年代？没错，第二次世界大战。很多人参军，经历了战争对吧？你当时参军了吗？或者你有认识的人参军吗？"

当上面的这些问题都或多或少得到了一些回答，就可以开始引入下一幕了。你可以这样开始："西恩［或者劳伦］，下一幕是讲什么来着？"电影赏析活动既可以以小组形式也可以作为个人活动。与故事讲述相近，小组活动的形式效果更好，但也可以在家中与伴侣一起开展。

在视频软件或网站上选出两三部你认为伴侣可能会感兴趣的老电影。晚饭后，播放其中一部，告诉他这部电影讲了什么，使他能够有所准备，然后一起观看影片。如果他很投入，那就一直看到结束。如果不是很投入，那就换一部影片。坚持这样做，一个月后你就会筛选出十几部他喜爱的电影。你可以购买影碟或者记录片名，开始建立你

---

① 鲍仔（Bogey）是影迷对演员亨佛莱·鲍嘉的爱称。——译者注

的私人影像图书馆，把其中的情节和演员写在片名旁边。当看过几次、感到有些厌倦后，你可以不断增加一些新电影。无论什么时候，你都可以询问他晚上想"去"看哪部电影。读一读电影的名字、介绍和演员，让他作出选择，如果他没什么想法，你也可以提出建议，然后就享受电影时光吧，也许还可以配上爆米花。

音乐与大脑

在每一种文化背景下，音乐活动如唱歌、听音乐、参加有组织的音乐活动，都具有独一无二的作用，可显著改善认知症人士的身心状态。

获得语言能力之前。许多专家相信，早在语言产生之前人类文明就已经能够使用音乐来交流信息。

在人类发展史中，音乐是先于语言的。我们在婴儿很小还不会说话时，就会给他们哼唱或者播放摇篮曲。他们感受着、观察着、学习着周围事物的信息。歌曲和音乐会舒缓或者激发他们的情感。

我们无法准确得知婴儿在听到音乐时大脑发生了什么，但是我们可以假设音乐（歌或曲子）通过突触的改变植入了他们的大脑，随着一次次听到这首摇篮曲，所唤起的情绪也将逐渐被印在脑中。

不同文化下用于庆祝人生重大事件的音乐是独特的，如家庭聚会，过生日，进入青春期，以及宗教类的庆典活动中所采用的音乐，这就导致每个人都会养成不同的音乐偏好。

这些偏好深植在每个人的大脑之中，是最后失去的"记忆"——如果它会失去的话。

大脑中的音乐。聆听音乐能够唤醒大脑，通过多种重要的途径刺激大脑，其中最重要的是听音乐能促进多巴胺的分泌。多巴胺是一种神经递质，通过激活伏隔核和腹侧被盖区，触发大脑的奖赏机制。当人们分析曲调的结构和意义时，它还会触发前脑——额叶。位于蒙特利尔的麦吉尔大学（McGill University）音乐感知、认知和专业实验室负责人，认知心理学家丹·列维坦（Dan Levitan）猜测，当大脑预测歌曲的走向时，与身体运动相关的小脑区域也会被激活。

当大脑的执行功能部分（额叶）受损时，顺序记忆如与做饭、刷牙和穿衣服相关的一系列任务通常会受到影响。几乎所有日常活动（ADL's）都属于这一类，需要有顺序地执行多个步骤，如从找到带水池的卫生间或放衣服的壁橱开始，并以成功完成特定任务结束。

关于歌曲和一些音乐片段的记忆，看似和复杂的顺序任务一样需要回忆和重组，然而并非如此。歌曲和乐曲是以单一记忆的形式存储在大脑中，而非有顺序的多个任务。在你开始唱生日快乐歌的那一刻，在你唱出第一个字、第一个音符的那一刻，这首深植脑海的歌就会作为一个单独事件浮现出来。许多国家都有类似称为"猜歌名"的游戏，参赛者互相比拼，谁能仅凭借开头听到的几个音符就能识别一首歌：一个人说"我听前六个音符就能猜出来"，另一个人说"五个音符就可以"，直到有人说"我听前两个音符就能猜到"。这怎么可能呢？正是因为每首歌或每段乐曲都作为一个单独事件存储于大脑中，听到前一两个音符就可能唤起这些记忆。

基于上述原因，我们就能够理解为什么认知症人士都会对婴儿时期、庆祝活动、宗教仪式中学到的音乐作出积极反应。这些知识也促使认知症专家去寻找能够更好地调动他们身心的音乐体验，即个性化的音乐。

个性化的音乐。神经科学已经表明，与海马体中的情节记忆不同，音乐记忆存储在大脑的另一部分。因此对于阿尔兹海默病患者来说，他们的音乐记忆并不会像海马体功能那样受到明显的损伤。

下面的音乐项目，特别是音乐和记忆（Music and Memory）项目使用了个性化的音乐。在寻找个性化的音乐偏好（包括个人和团体）时，研究人员和实践者都要首先了解一般容易使人产生共鸣的音乐类型。以下就是更容易吸引认知症人士的音乐类型：

- **能唤起情感的音乐**——悲伤的歌曲、激动人心的歌曲、情歌、失落的歌曲、欢乐的歌曲。
- **有助于回忆人生中特定事件或阶段的音乐**——如军乐之于人生中有过军旅生活经历的人。
- **唤起深层思绪的精神性音乐**——冥想音乐、宗教仪式中使用的音乐、婚礼和葬礼上使用的音乐。
- **庆祝活动音乐**——生日音乐、学校毕业时使用的音乐。

- **童年时期学习的音乐**——外婆或小学音乐课上教授的音乐。

- **唤起美好时光的音乐**——曾与好朋友一起听的音乐、舞会上的音乐、年轻时流行的音乐。

- **喜爱的影视作品中的音乐**——能唤起影视场景记忆的音乐。

除上述类型外，还有其他类型的音乐，而它们之中也有许多交叠，如唤起情感的和精神性的音乐。尽管如此，当为认知症人士选择音乐、创建个性化播放列表时，上面的列表仍是一个好的起点。

音乐是与认知症人士交流、互动和联系的重要途径。在认知症照护中的生态社会心理干预方法（ecopsychosocial interventions）的发展中，一些经过正式测试的音乐项目脱颖而出。

团体个性化歌单。以下关于创建团体个性化歌单的描述，很大程度上借鉴了音乐与记忆基金会网站（http://musicandmemory.org）上"如何为家中亲人创建个性化歌单"[①]这一文档中的理念和步骤。

"你最喜欢的音乐是什么？"是一个足够简单的问题。但在和认知症人士沟通时，答案并不总是那么显而易见。有时，仅通过询问无法得到答案，尤其是当对方难以清楚表达他们的愿望或难以解释他们的想法时。

此时，即使是最微妙的肢体语言也不容忽视：轻敲手指、

---

① 该文档可从网站免费下载，Music & Memory 公司拥有其版权。

眼神交流、说话和大笑。当你尝试不同歌曲时，注意观察肢体语言。如果你认识参与者的家人和朋友，也可以尽可能多地向他们获取信息。

创建团体个性化歌单的过程中，最好与团体成员定期会面，通过播放不同的音乐、歌曲和旋律，等待参与者作出反应，询问他们对刚刚听到的音乐有何感受，从始至终都要观察参与者的肢体语言，如微笑和轻轻敲脚。如果能够把这样的活动变成一场游戏是最好的。

注意，你正在寻找的是参与者最喜欢的、最能打动他的音乐类型，是他们整个人生中最特别的那些音乐，但绝不仅仅是多年前的音乐，总有些人认为老歌是最适合认知症人士的。

如果你已经了解了团体成员最喜欢的音乐，请从他们最喜欢的音乐流派开始播放，看看哪些歌曲或音乐最能引发热烈的反应。

持续对话。即使你已经发现了一些他们喜爱的歌曲或乐曲，也要坚持开展这样的"游戏"。你发现的歌曲越多，最终整体的音乐体验就越好。

你越了解这个完整的人，就越理解什么样的音乐能够吸引他。去了解他们的出生地、一生中曾居住的地方，以及他们的母语。询问他们最大的爱好、最喜欢的运动和其他可能作为出发点的消遣活动。在家人的印象中，他们曾经最喜欢的电台是哪家？电视剧是哪部？他们是音乐爱好者吗？他们会演奏乐器或者在合唱团唱过歌吗？

请保持耐心，坚持不懈，并相信自己的直觉。这趟发现之旅可能会非常值得。当最为动人的音乐让他容光焕发之时，你会感到所有的努力都是值得的。

团体个性化歌单中，找到一些高质量、吸引人的曲目，这比找到许多不那么吸引人的曲目要好，不要害怕测试那些新的、更现代的音乐，不一定只有他们童年时代的音乐才有效！

为认知症人士设计的音乐项目

项目1：音乐和记忆（Music and Memory）。该项目由心理学家丹尼尔·科恩（Daniel Cohen）开发，在美国很受欢迎。

该项目最主要的特点是它首先会为每位参与者建立一份个性化的歌单。这个流行全美的项目是第一个证明个性化音乐具有效果的。项目的核心是定期使用音乐装置（通常是智能手机）连接耳机，为参与者播放列表中的音乐，以便屏蔽外界环境的噪声，使人们能够更加专注地聆听音乐。

泰康之家社区开展的多类音乐治疗活动之中，包括了个性化音乐聆听这一方式，并同时对居民行为与情绪反馈进行结构化的数据采集。在向家人了解居民的音乐偏好后，照护者会为每个参与者创建个性化歌单。而音乐治疗师则掌握评估的方法，在每周两次、佩戴耳机的个性化音乐治疗之后，会评估居民的生活质量和照护质量发生的变化。

在实践中发现，类似下方所列出的中国歌曲符合前面总结的音乐类型，较适合用于个性化的音乐活动当中。

- 《**在希望的田野上**》通过赞美家乡充满希望的田野，抒发了对美好生活的憧憬（唤起情感）。
- 《**年轻的朋友来相会**》表现了 20 世纪 80 年代青年人朝气蓬勃、充满激情的精神风貌（唤起情感）。
- 《**军港之夜**》是表现人民海军生活的抒情歌曲，描绘了夜色下安静的军港和广阔的大海（唤起情感）。
- 《**远方的客人请你留下来**》是经典电影《阿诗玛》的主题歌，表现了少数民族的热情好客（电影插曲）。
- 《**四季歌**》是经典电影《马路天使》的插曲，表现了四季轮回和人生境遇的变迁（电影插曲）。
- 《**打起手鼓唱起歌**》富有新疆民歌特色，表现美好生活，采用明快的新疆手鼓节奏，十分具有动感（节庆歌曲）。
- 《**我的祖国**》表达了志愿军战士对祖国家乡的深切热爱，勾勒出壮阔的山河（唤起情感，节庆歌曲）。
- 《**打靶归来**》是著名的军旅歌曲，描写战士打靶归来的愉快心情（人生经历）。
- 《**回娘家**》由著名歌手邓丽君演唱，以幽默的歌词表达了回娘家路上的心情和经历（美好回忆）。

项目 2：我依然在这里音乐舞动项目（I'm Still Here Music and Movement）。该音乐项目不仅是单纯的音乐活动，更将音乐记忆与舞蹈活动相结合，后者也是一种先于语言的人际交流方式，存储在大脑的其他位置。

我依然在这里音乐舞动项目旨在通过多重感官体验和

参与形式充分调动活动参与者。这一项目的段落式结构是有循证基础的，它能更好地吸引认知症人士聆听、根据音乐节拍跳舞或者活动，这使得活动中同时包括音乐和言语，而不仅是音乐。参与者受邀会随着音乐起舞摆动，并通过击鼓、手持乐器等方式参与音乐的演奏。

纪录片《认知症照护革命》（*Revolutionizing Dementia Care*）的预告片中以简短的视频形式展现了音乐舞动项目的活动场景。（视频链接详见书后附录）

每首精心挑选的歌曲都附带一个手持小物件，又称为"道具"，参与者可以握在手中并随着音乐挥舞。在早上开展的音乐舞动项目能够让血液开始流向大脑。

一场活动通常包括 5~6 首歌，每一首都为团体带来不同类型的能量，伴随着不同的手持小物件即道具。第一首歌是慢歌，随后会逐渐转为令人兴奋、节奏感很强的歌，最后以慢一些的"减速"节奏结束。

如果每天这一项目都在同一时间开展，如每天早上的同一时间，就会引出参与者的程序记忆（procedural memory），而熟悉的生活安排会降低参与者起床时的焦虑感。

项目 3：海龟之歌（*Turtle Song*）。 在伦敦，该项目是由海龟钥匙慈善艺术机构（Turtle Key Arts）、英国巡回歌剧院（English Touring Opera）和位于伦敦的皇家音乐学院（Royal College of Music）三个机构合作开展的。海龟之歌项目为期 10 周，认知症人士会自己创作、排练和表演一部迷你歌剧。在每次活动开始前，参与者都会在一起喝一杯茶，认识新加入的成员。在热身和开声练习之后，10 位参与者会分成更小的组，站着或坐着用 2~3 个词回答一个简单的问题，如"结婚是什么样的体验？"在音乐家把这些词拼合成一句歌词之后，团体成员会得到一连串音符或者其他音乐起始点，并可将单独的音符和旋律加入其中。参与者提出的建议会被采纳并融入迷你歌剧中。专业作曲家和导演的任务是让每一个想法都被重视并有用。歌词和旋律会融汇为一首歌曲，加入手臂舞动和舞步，活动全程都会被拍摄记录下来。每周的活动开始时都会排演温习上周的歌曲。

　　我观看的一次演出是在皇家音乐学院举办的，充满了生机与欢乐。故事线非常令人难忘：一对私奔结婚的年轻夫妇被父母一路追赶，在走过了哥本哈根和其他欧洲城市之后，这对夫妇最终乘坐出租车经过泰姬陵，并在抵达德里时在出租车后座结婚了。真的太有想象力了！

　　每首歌的歌词都会显示在指挥身后的大屏幕上，以便提示站在旁边的参与者和家人。作曲家会指挥年轻的音乐家，即一个小号手、一个贝斯手、一个小提琴手和一个键盘演奏者，而导演则给所有演员做出舞动动作示范。活动的最后，在热烈掌声中全体表演者集体谢幕。海龟之歌项目是建立在人的先天社交能力基础上，在每个人内在鲜活的创造力上，以及每个人的程序性学习能力之上。

　　项目 4：为大脑歌唱（Singing for the Brain）。克丽安·蒙哥马利－史密斯（Chreanne Montgomery-Smith）与尼古拉斯·班南博士（Nicolas Bannan）设计了为大脑歌唱项目，

现在在全英国范围内开展。这是由许多部分组成的复杂项目，而不止是在一起唱歌这么简单。这一项目旨在为认知症人士的伴侣和照护伙伴提供一种社交生活。歌曲、打油诗、绕口令、呼吸练习和笑声，为伴侣和照护者提供了疾病之外的关注点。每周的活动都保持在 35 人以下规模，包括十几位认知症人士、同等数量的照护伙伴或者伴侣，以及 6~10 位歌唱志愿者。每位志愿者都与一名参与者结成伙伴，提升他的音量或者在需要时为"回声者"轻声唱或是说话，示范一些规定动作，如在活动开始前准备并端上茶和咖啡，把椅子摆成一个圈，热情地欢迎参与者，介绍新的成员，在轮唱或是和声歌曲中领唱，以及引发欢笑。

　　团体的热身练习与专业歌手使用的方法相似，这一环节十分重要，它能使团体成员感觉是一个整体，即团结一致。笑声可以提升团队的情绪并锻炼横膈膜，因此傻乎乎的热身环节是不错的选择。这些包括：

打油诗：
我和公爵夫人去喝茶，
一切就像我想得那样，
大腹便便说的就是她，
别人却以为那是我啊！

绕口令：
孔雀、企鹅、游隼，
长尾小鹦鹉、鹈鹕、巨嘴鸟也是，

漂亮的波莉鹦鹉与善良的人交谈，
笑翠鸟像八哥一样模仿。

当然，著名的绕口令"彼得挑了一小撮腌辣椒（Peter picked a peck of pickled peppers）"也可以。

活动以一首欢迎歌曲开始采用《晚安，女士们》（*Good Night Ladies*）的曲调，但带有参与者的名字："早上好德里克，很高兴见到你谢丽尔，欢迎肖恩，等等。"原曲中的"晚安女士们，晚安先生们"这一部分则作为结束歌曲演唱，使得活动首尾呼应。参加过多次活动后，他们都记住了歌曲的惯例，并能做出相应的动作。

为大脑歌唱项目中的每首歌都旨在引发特定的情绪和动作。一个完整的活动一般会持续一个多小时。最近，这一活动包括了以下内容，其中一些歌曲是凭借记忆唱的，另一些则来自准备好的歌曲列表中。

- 欢迎和热身：放松耸肩、转头、抬腿、转脚踝、模仿钢琴演奏、鼓掌、摩托车声、绕口令、呼吸练习（吹蜡烛）、"哈哈"锻炼横膈膜。

- Jump Down Turn Around（动作）

- Somewhere Over the Rainbow（安慰、希望）

- Hello Hello Who's Your Lady Friend?（问候）

- Roll Out the Barrel（活力动作）

- Lonely Goatherd（发音）

- Autumn Leaves are Falling（循环季节感知）

- I Love to go a Wandering（唤醒、跟唱和高音）

- Delaney's Donkey（幽默，跟唱）
- To Stop the Train（整圈互动，赋能）
- If You Were the Only Girl in the World（怀旧）
- Down at the Old Bull and Bush（怀旧）
- My Old Man Said Follow the Van——最后三个曲目由

参与者选择（怀旧）

- Gentle Wordless Sea Song（不同层次的打击乐和长长

的"sh"和"ts"伴奏）

- 结束曲：晚安亲爱的朋友们，晚安女士们，晚安先

生们。

　　如果你在家中，和朋友或者有认知症的伴侣一起开展为大脑歌唱活动，当他们或者你意外地找回了某个动作记忆，请不要惊讶。在纽伯里的一次活动中，特雷弗高歌一曲《查塔努加呜呜》（*Chattanooga Choo Choo*），并向大家讲述了他的家族与大西部铁路的历史渊源。另一次，60年前在舞会上相识的特里和弗洛里提出要跳周年华尔兹（The Anniversary Waltz），随后起身跳起优美舞步，在场的人无一例外热泪盈眶。

　　项目 5：音乐照护（Music Care）。 这一杰出的音乐项目来自法国，由斯蒂芬·盖坦博士（Stephane Guétin）创立。项目与来自不同文化背景和国家的作曲家签订合同，根据特定类型的身心障碍患者（包括认知症人士）的神经需求创作音乐。然后为住在医院、协助生活社区、护理院和退休社区的身心障碍患者演奏这些音乐作品。

自己组织音乐和表演活动

你或者朋友、亲人会弹奏乐器或者唱歌、跳舞、摄影、画画吗？你可以邀请所有这些人一起来为你的丈夫表演，或者和他一起表演。他们的艺术水准并不重要。如果你能找到 8 名志愿者每个月来表演，那么你每周就能邀请到两名"演员"了。在场地允许的情况下，尽可能布置得像是一个常规剧场、报告厅或者舞会场地，也许这仅意味着把几样家具重新布置一番。请一个你认识的人准备一份节目单，列出表演者的名字及表演节目的简单介绍。为演出的"中场休息"准备一些茶点。玩得开心！演出当天应该把它当作一件即将发生的大事，演员到来时也要隆重欢迎。每个人都会享受这份时光，而认知症人士也同样会记得每次演出时的快乐感受。也许在第三次表演时她会说："我见过这个！"她不再抱怨，而是炫耀自己的记忆力比以前更好了。

你可能知道她最喜欢什么类型的音乐，如古典、爵士、歌剧、摇滚、乡村与西部、抒情、音乐剧、宗教赞美诗、军乐、某一年代的歌曲，或是由披头士、芭芭拉·史翠珊（Barbra Streisand）、弗兰克·西纳特拉（Frank Sinatra）唱的歌曲。如果你不知道她的喜好或者你认为她可能有不止一种喜好，你可以像构建影像图书馆一样建立自己的音乐图书馆。在音乐播放软件中尝试播放一些音乐，或者是买上一些 CD 逐一尝试。看看她还记得哪些，是否能跟着某些歌曲哼唱？

把那些能够引发互动的唱片留下，其他的则可以送给他人。坚持这样播放音乐，和她一起谈论这些表演者，提示她那些可能与音乐相关联的美好时光，然后让自己也享受其中（图1、图2）。

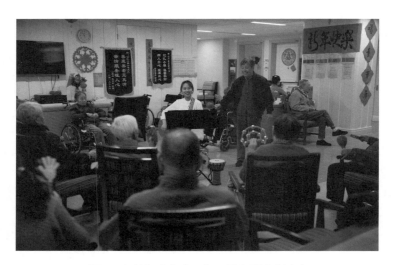

图1　与认知症人士一起开展音乐治疗活动

如果她喜欢歌剧或者音乐剧，抛下疑虑去购买附近的现场演出票，和她一起去看吧。你只需要做好准备在中场休息时离场，或者如果看到她状态不佳也可以提前离场。即便她在整整三小时的演出中全神贯注也无须惊异。我就见过这样的情形。如果你决定离场，没必要大惊小怪，让整个过程尽可能自然，并且像是你自己作出的决定。在演出开始前和中场休息时记得带她去卫生间。如果她说不需要现在离场，那么也要提醒她之后就没有这样的休息机会了。你自己也需要去卫生间，向她展现这是很重要的，并且也可以避免中途你去卫生间时把她一个人留在剧场里。外出享受欢乐时光之时，你也需要避免任何一个在公共场合发生尴尬的可能。

走出去，到社区去

这里提到的创造性表演艺术体验都能以小组形式或

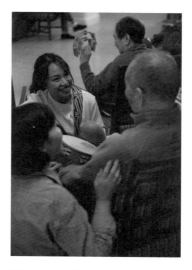

图2　音乐治疗师与认知症人士视线平齐，引导其根据节奏击鼓

在伴侣之间开展，活动地点既可以在家、在协助生活社区，也可以在护理院或者日间照料中心。尽管你总是能想办法邀请艺术家来到认知症人士身边，但反过来做也有别样的效果。走出去，搭上出租车或是私家车，去博物馆、诗歌俱乐部或者电影院都会是十分值得的一次体验，并且能够增加认知症人士的自我感知，以及作为社会一份子的感受，即并未被社会遗弃的感受。

有一种特殊的艺术形式必须出门才能体验到，那就是马戏。马戏艺术家需要专业的道具和场所才能表演。杂技演员需要蹦床和秋千，杂耍演员则需要保龄球瓶、圆环及一个足够高、能够抛掷它们的空间，小丑演员需要一个能够摔倒、互相喷水或者能够捉弄自己的场所。你也许会问，马戏表演难道不是很吵、很混乱，充满了到处跑的小孩吗？认知症人士不是很难享受其中吗？

答案是否定的。纽约的大苹果马戏团（Big Apple Circus）是 ARTZ 项目的合作伙伴，每年捐赠多组演出票，邀请纽约市认知症人士及其伴侣来观赏。同时，马戏团也提供向导，确保这些特殊观众能够优先排队，也不需要走台阶。所有人都很享受演出。他们在小丑出场时哈哈大笑，在杂技演员划过天空时赞叹不已，在音乐响起时不禁跟唱。与此同时，孩子们的喧哗、吵闹的口哨声和其他的骚动并没有令他们分神，他们都能全神贯注地看完全场演出。当我们与布列托瑙医院（Bretonneau Hospital）的居民一起观看巴黎菲尼克斯马戏团（Cirque Phénix）的演出时，参与者也有同样的表现，尽管上半场持续了一个半小时之久。高潮出现在当一个小丑用长号演奏出了《马赛曲》（法国的国歌），一位居民开始情不自禁地指挥起来。

为什么马戏能够带来和其他艺术体验同样的效果，即便是在看起来这么混乱的环境下呢？马戏，它的声音、场景、给人的感受对我们所有人来说都太熟悉了。艺术家使用他们的肢体呈现精湛的技艺，讲述故事。而躁动的观众则通过一次次地大声惊叹、喝彩来表达他们的感受。这一切对于认知症人士来说都具有内在的合理性，即在他们的身体和灵魂深处，他们不需要去思考，他们只是知道这是理所应当的，就像马戏对所有人来说都通俗易懂一般。

马戏演员也会使用面部表情，尤其是小丑。而我们知道所有的面部表情，如开心、难过、害怕、厌恶是这些认知症人士所熟知的，是大脑与生俱来的记忆。事实上，整个体验，从进入马戏帐篷，到享受奇观，再到离开并且重新进入一个更加安静的世界，都是一种很熟悉的体验。

综上所述，观看马戏是充满乐趣的。我们可以这样理解，由于表演艺术是建立在程序记忆上的，因此每个人都能终生去学习和应用这个技能，即便是罹患认知症之后。我们能够清晰地认识到，我们富有创造性的那一部分天赋使得自己有价值感、自主感。我们也能意识到出席和参与到艺术活动中对我们来说是一个重要的社会角色，而这些角色对于我们定义自己至关重要。艺术为认知症人士带来快乐，而走出去、到城市里，参与到他们本应享有的生活之中，则能够带来自我认同感。这些体验让人们真正说出"我依然在这里"，并且与他人建立联结，因为这些全都是人生体验的一部分。

第六章

环境设计带来的疗愈作用

适宜的居住空间如何
促进独立性与幸福感

城墙从东向西延伸；桃树向南生长。

太阳照在树上，温暖树后的砖块，温暖的砖块本身会温暖树上的桃子。

——克里斯托弗·亚历山大

当我在哥伦比亚大学攻读社会学博士学位时，我的导师罗伯特·莫顿（Robert Merton）[①] 为我提供了一个独特世界观。我本能地意识到这副我正在戴上的"眼镜"，也就是莫顿与我们分享的视角，能够有助于创造出一个更好的世界。我发现社会科学可以直接应用于空间环境设计领域，使得不同类型的建筑能够满足人们的需求，包括适应多元移民文化需求的住宅，能够容纳儿童玩耍且不易受损的学

---

① 罗伯特·莫顿（Robert Merton）（1910—2003）是美国著名社会学家，现代社会学奠基人，提出了马太效应、自证预言社会心理学等现象。——译者注

校空间，有利于康复和医疗的医院，能够促进健康和提高效率的工作场所。我作为哈佛大学设计学院首位环境设计方面的勒布奖学金（Loeb Fellowship）①获得者，在那里执教了近 10 年，并得到了大量机会去探索社会学、建筑学、室内、景观与规划之间的深层联系。

多年后，当我受邀开始研究治疗认知症的新方法时，这些知识和经验就派上用场了。我意识到，如果能够发现空间环境如何帮助这些极其脆弱的人们找到他们想到达的地方、重拾记忆，那么同样的原则也能够用于营造其他医疗健康类的环境。

事实上，经过设计的空间环境确实能够减少认知症的症状。在一项历经多年的美国国家老年研究所（National Institute on Aging）的科研项目中我们发现，空间环境特征与症状缓解存在相关性。

环境中的八个特征能够支持认知症人士尽可能独立自主地生活，包括出入口控制、散步路径、私密空间、公共空间、花园、居家氛围、五感元素、鼓励独立性和自主性。下面我会逐一探讨这些设计特征，在一个专业的认知症照护机构中，你应该能够看到这些特征。你也可以用这些信息去检视自己的家或者认知症照护机构。

---

① 勒布奖学金(Loeb Fellowship)是哈佛大学设计学院设置的访问学者奖学金，创始于 1971 年，由 John L. Loeb 及其夫人捐助，旨在为全球在建成与自然环境研究领域有影响力、引领性的学者提供学习和研究平台。——译者注

出入口控制

在家、协助生活社区和花园中，你需要找到安全并且以隐蔽方式封闭的门、窗、围栏或者其他潜在的出入口。研究表明，当出入口通往有危险性的空间时，若对出入口进行掩蔽，能够减少认知症人士的抑郁情绪。当照护者感受到安心时，大脑中就会分泌催产素。这也有助于在这样的照护机构中减轻压力，信任彼此、促进社交。当空间中的对外出入口设置隐蔽的门禁时，伴侣和照护工作者能够更加放松，将有更多时间用于与居民共处。

散 步 路 径

注意观察走廊尽端是否设有标志物，以鼓励居民散步而不是无目的地徘徊。当目的地清晰可见且容易被理解时，比如餐厅或者厨房空间，人就能确认自己正在去往什么地方。在需要作出方向抉择的点，如在转角处或者是门口处设置地标（landmarks），能够避免空间定向能力下降的人迷路（图3）。那些能够唤起我们与生俱来的记忆和本能的元素是完美的地标，如音乐、食物的香气、火炉等。相比于没有任何可见地标的空间，认知症人士在设有目的地标识的路径上行走时，能够更好地作出判断、掌握方向感。你只需要简单观察就能发现这个现象。然而，我们的研究中却没有发现精心规划的步行路径与减少激越、攻击性或

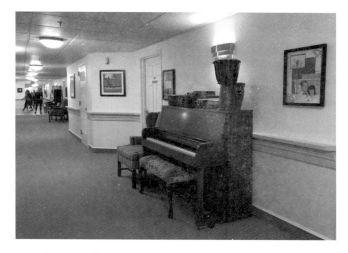

图3　走廊边摆放钢琴等乐器，兼作音乐角与地标

者其他症状有关。其具体原因尚不清楚，需要进行更进一
步的研究。

私 密 空 间

　　留心观察是否有属于个人的私密空间，以及便于展示
纪念品或者其他个人物品的墙面、台面。和其他人一样，
身边环绕着能够唤起记忆的个人物品时，认知症人士会感
到更加安心自在。所有生物都有一种天然的倾向，希望拥
有属于自己的领域。研究表明，当空间中有私密空间和个
性化布置的机会时，能够降低人的焦虑、攻击性，也能够
减少精神症状。个人领域的安全性、熟悉感和可预见性也
与体内催产素的分泌相关，而催产素具有舒缓情绪的作用。

公 共 空 间

注意看厨房、餐厅、起居室及其他小组活动空间，是否在外观和空间感受上有所区分。不同特征的装饰和家具能够将不同空间显著区分开，并且能促进居民在不同空间表现出适宜的行为。当环境试图"告知"它所期待的行为时，我们倾向于"听从"它。研究表明，当照护机构中不同公共空间采用不同装饰方式唤醒不同情绪时，认知症人士更少地表现退缩或者自我孤立的状态（图4）。想要和他人在一起，帮助和照料他人是一种本能，而专业的、具有创造性的环境设计能够激发这种意愿（图5）。

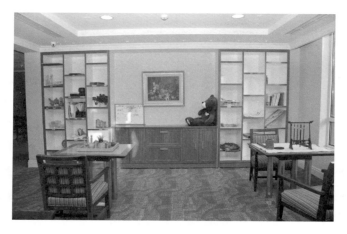

图4 公共空间中布置丰富的活动设施，引导活动开展

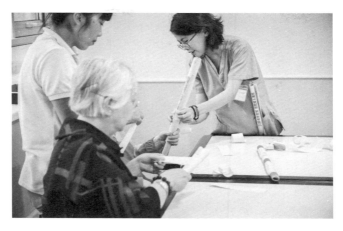

图 5　认知症人士参与手工制作活动

花　　园

　　注意看环境中是否设有门廊、凉亭和花园，能够为认知症人士提供绝大多数时间开放且安全的室外活动空间。这样的室外空间能够减少与时间相关的紊乱。在阿尔茨海默病的早期阶段，人的内部时间感知就会被打乱，造成昼夜节律失调、日落综合征及其他时间失序症状。与自然直接接触，感受时间、天气、季节的更迭能够帮助他们保持对于时间流逝的感知。就我个人的观察，还有其他很多人的观察，都清晰地表明花园是能够带来积极效果的，尽管通过实证研究来证实这些效果目前还比较困难。我们需要探究花园对行为的影响作用，并考虑花园的可及性、是否开展园艺疗法活动、花园开放的时间段及花园边界的安全性等因素。当你在参访认知症疗愈花园时，也可以注意观察这些因素。仅设置了一个花园可能不足以改善相关症状。

居 家 氛 围

留心观察环境是否具有居家感。认知症人士居住在家中肯定是有居家感的。而在协助生活社区和其他类似的集中居住照料社区中，提供居家感的环境能够减轻一些症状。这意味着空间不能过大，空间造型应该较为日常，墙上装饰物要给人熟悉感。毫无疑问，家的存在对于所有生物产生领域感都是至关重要的，也和催产素的分泌直接相关。因而无须惊讶的是，许多研究表明，在这样的照护机构环境中，老年人的言语及行为的激越性都减少了。

五 感 元 素

看看环境设计是否能够触动五感，使认知症人士能够同时通过他们看到的、听到的、触摸到的、闻到的信息去理解某一事物。这样的环境是最容易被理解的。所有的生物都会同时动用多感官去理解周遭环境。当你想要设置一个促进社交的开放厨房时，它的外观、给人的感受、发出的声音和气味越让人觉得它像一个社交厨房，就越能吸引居民在那里开展社交活动。如果你希望花园能够被居民经常使用，那么它就需要展现出邀请的姿态：具有较高的可见性，可以从窗口直接被看到，通往花园的门明显易找且不上锁，使居民可以轻松到达等。散发香气的、开花的植物越多，就越能够让人感到这是一个花园。每个人都有一种本能，即通过其他感知觉代偿年龄增长带来的视力、听力或其他感官能力的衰退，对于认知症人士也是如此。研究表明，当人们能够通过多种感官线索去理解其周遭环境时，言语激越和精神症状都会减少。

鼓励独立性和自主性

留心观察环境中是否设有促进认知症人士发挥尚存机能、实现自理、促进其独立性的要素。例如，当设施中设有形式简洁、不突兀的扶手时，居民可以扶靠在上面，行走时会更加轻松。扶手的形式应尽可能接近家中座椅的扶手，而不是采用医院中常见的扶手。

当卫生间的门容易被看到且贴有易懂的标识，坐便器坐高较高而便于腿部力量薄弱的老年人起坐时，居民能够更加独立地使用卫生间；当花园较为安全且是单独围合的区域，设有方便出入、能够看到外面的门时，也能够鼓励认知症老人独立去往花园活动。我们的大脑会自然地告诉我们身体与环境的联系，这一过程也被称为具身认知（proprioception），并且使我们能够对环境产生一种控制感，进而增强自主感。

总而言之，无论你和伴侣居住在哪里，如果它具备以上八个环境特征要素，你就会发现：经过良好设计的空间环境能够显著地影响他们的感受、行为和功能。

大脑和空间环境

以上八个环境设计特征是经过多位研究者二十余年的研究所得出的。致力于探索空间环境设计以满足认知症人士需求的专家包括 M·鲍威尔·劳顿（M.Powell Lawton）、麦琪·卡金斯（Maggie Calkins）、乌里尔·科恩（Uriel Cohen）、杰拉尔德·韦斯曼（Gerald Weisman）等。而我则将这八个环境设计特征与三种大脑功能特征联系起来，诠释为什么它们能够起到效果。这三种功能也是神经科学领域所关注的，它们分别是认知地图（cognitive mapping）、寻路能力（way-finding）和记忆力，三者与以下两个更广阔的概念相联系：自然导向能力（natural mapping）和记忆提示物（memory jogger）。

构建认知地图是我们大脑中的一种认知过程，用于记忆我们所到过的地点之间的联系路径。随着我们对这种认知活动的研究不断加深，我们愈发认识到地标对于支持认知地图功能起到了至关重要的作用。随着认知症病程的发展，大脑在短期内构建认知地图的能力会逐渐衰退，因此环境提供熟悉的线索越多，认知症人士保留独立找到方向能力的时间就越长。

寻路能力由认知与身体行为构成，它让我们可以在一个特定场所中找到自己要去的地方，如在夜间起床去卫生间，从家出发去商店，或者去一个陌生的地方度假。寻路对于绝大多数人来说是一种下意识的过程，而重复学习、转化为程序记忆则是其中十分关键的一环。换言之，如果我们一遍一遍地走同一条路，它就会成为我们的第二本能，对于认知症人士也是如此。因而，当一条路径清晰明确，并且有着许多和本能相联系的线索时（如厨房中食物的香气、窗外的自然光线），寻路就会变得更加容易。

　　记忆是当前认知神经科学家和心理学家都越来越关注的一个领域。记忆并不是我们存在橱柜里的物品。它们并不是以完整的形式存储在大脑的某个区域，以便随后提取的。经验(experience)的不同侧面存储在大脑的不同区域——面孔的经验在一个区域，颜色的经验在一个区域，相关情感体验则在另一个区域。记忆提取过程并非从大脑的某个匣子里把完整经验都带到意识中，而是从许多不同的地方提取一些碎片，再整合起来，重新构成那段经验。这种提取过程就像是电影《星际迷航》中对斯科蒂的命令　"送我上去吧，斯科蒂"那样，随后记忆就如同柯克船长和他的船员们那样，奇迹般地被传送并重组为完整个体。

　　一个自然导向的（Naturally Mapped）环境往往清晰易读。在这种环境中人不需要地图就能找到自己想去的地方。唐纳德·A·诺曼（Donald A. Norman）最先提出了这个概念，用于识别为什么有些物品很容易使用，如与汽车座椅形状相近的座位调节器，而另外一些就很难学会，如DVD机上的时间和日期调整功能就是出了名的难用。对于认知症人士，环境越容易理解和使用，他们就越能感到拥有自主性和独立性。自然导向的照护机构和花园中设有清晰的地标指明目标空间与转折点，能够支持他们自主寻路。徘徊常被看作是一种认知症的"症状"，而事实上人总会自然地去探索、寻找或者设定目的地。当一个机构中没有清晰明了的布局时，认知症人士就很容易产生"徘徊"行为。而在一个自然导向的环境中，同样是这些居民，他们会有目的地行走或者散步。

具有记忆提示特征的（Memory-Jogging）环境能够提供线索，促进认知症人士提取那些深植在他们脑中但是通过其他方式难以提取的记忆。这些线索可以是墙上挂着的熟悉照片，如海景、城市街道等，让人们回忆起他们过去生活过的场所；也可以是"记忆箱"的形式，装满人生的纪念品、成就与荣誉、子女或者孙辈的照片等。

记忆线索也可以是自己的家具，或者将家具带到协助生活社区中的记忆照护区①。

自然导向的空间、引发回忆的物件都能够让居民了解在社交和公共场所中哪些行为是恰当的。在起居室、餐厅或者厨房中，这种无声的装饰语言能够让"什么是得体的行为"变得显而易见，这就是空间的自然导向。装饰品会带来回忆，勾起他们脑海中那些恰当的行为，如在厨房中要上一杯茶或者咖啡，和他人在起居室闲聊，或者在餐厅坐下享用一顿美餐。

认知症是可以被治疗的，最好的治疗就是能够小心地平衡非药物和药物的干预措施。非药物治疗包括仔细地规划与管理社会环境和空间环境。

---

① 指为认知症老人提供专业照护的照料单元。

如何将神经科学原则应用到照护机构设计中，使认知症人士和亲友都能够感到舒适呢？下面的案例描述了在一个协助生活社区中如何应用上述原则。这些原则也同样可以用于家庭环境布置中。

这所照护机构位于马萨诸塞州的沃本市（Woburn），距离波士顿北部约 20 分钟车程。该机构是由科伊特医院（Choate Hospital）改造而来，共可居住 26 位居民，24 小时均有照护人员提供服务。全日照护意味着在设施中全天候都有人是醒着的，并且能够提供细致的照护服务。一些老年人只是白天来这里参加活动，晚上回到自己家中，也有一些居民是住在这里的。机构的全部空间均位于同一楼层，通过电磁锁确保出入安全。门禁可以通过输入密码打开，在火灾警报情况下也会自动打开。通往外部空间的门和逃生通道都没有设置玻璃窗，以避免诱发居民想要离开的念头。同时，门的颜色与周边墙面保持一致，而通往花园的入口和周边墙面则设置了通透的窗口，吸引居民自主地走到安全的室外空间中。花园周边是高大的具有装饰性的围篱，以确保花园空间的安全。围篱的网格部分采用双层交错的方式，遮挡住对外的视线，以避免花园以外的活动引发居民的兴趣，但因无法外出而产生激越甚至沮丧的心情。

一条笔直的内走廊连接了机构的两端，使居民无论身处哪个位置都能够清晰地看到走廊尽端。丰富的墙面装饰为居民提供了一条颇有乐趣的散步路径，并且能够支持其找到方位（图 6）。墙面的照片内容是由居民自己选择的，因而也是易被理解的，包括动物、孩童、海景、老爷车、

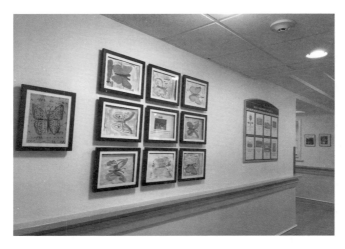

图6　走廊墙面上，用画框展示认知症人士的绘画作品

鲜花等。居室门边的记忆箱呈现了他们人生中十分重要的纪念品，而活动安排表、员工的名字、居民的照片等使用装饰性的展板展示。在室内走廊的一端设置了一个火炉，以及一个有电视的起居室。居民们会在这里举行小型聚会或者其他小组活动。在走廊的另一端设置了一个公共活动区域，地板采用容易清洁的材质，用于开展绘画等其他活动。在走廊中间，设置了一个大型的餐厅和家庭厨房，通过半高隔墙与走廊划分，使人们路过时能看到空间内部（图7）。

　　每一个公共空间都采用了不同的装饰效果，引发居民产生不同的情绪。所有公共区域均采用复合木地板。起居室窗户采用白色卷帘，并在窗上沿设置了装饰帘。厨房和餐厅单侧临窗，餐厅中摆放了餐桌餐椅，家庭厨房中设置了木质的橱柜和早餐吧台（图8、图9）。与花园门廊邻近

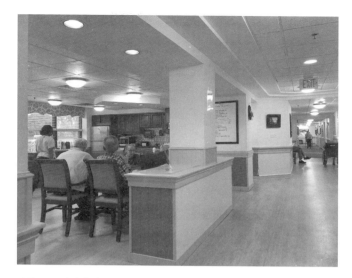

图 7　透过走廊一侧的半高隔墙，可以看到餐厅和家庭厨房

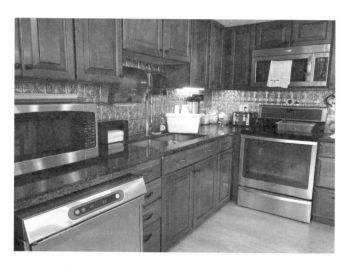

图 8　餐厅一侧的家庭厨房具有居家氛围

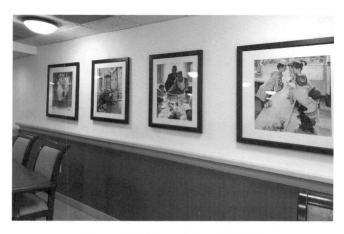

图 9　餐厅墙面上美食主题的绘画

的公共活动区域光线相对较暗，家具采用轻便的形式以便于灵活布置、开展多样的活动。尽管不是所有居民都能够记住每个空间的具体特征，但他们脑中的杏仁核会让他们记住对每个空间的感受，并且慢慢形成适合不同空间的使用模式（图 10、图 11）。

在居室内，居民拥有私密空间，并使用自己家中的家具和纪念品进行个性化布置。其中，有三个房间为套间形式，两个居室带一个卫生间，其他居室都是配有卫生间的单人间。所有人都能够在居室内布置自己的家具，悬挂自己的装饰品、照片等，这些都是勾起回忆的重要线索，也能够减轻其激越情绪。

在公共活动区域出入口处设置了宽敞的室外门廊，兼做通往花园的入口和赏景平台（图 12）。门廊有屋顶覆盖，宽度充足并布置了休息座椅。尽管新英格兰地区的冬季寒

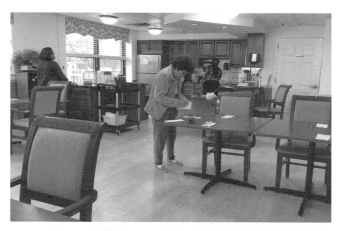

图 10　公共餐厅中，认知症人士协助布置餐桌

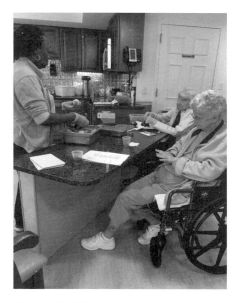

图 11　家庭厨房边设置开放吧台，支持
认知症人士参与食物制作

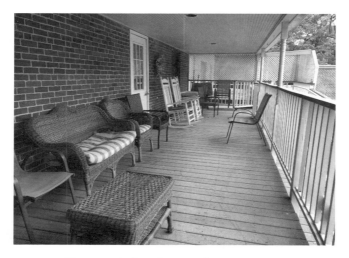

图 12　通往花园的室外门廊兼作赏景平台

冷，但居民仍可以坐在户外观赏花园。花园与室内有半层的高差，门廊设有缓坡，便于乘坐轮椅的居民到达围合的花园（图 13）。花园经过精心设计，使其既具有家庭花园的特征，又符合规划学家凯文·林奇（Kevin Lynch）[①]提出的寻路设计原则。在花园中设有清晰的散步路，沿途设置了种植花箱、长椅和帮助居民定位方向的地标（图 14）。

　　所有的公共空间、居室都尽可能接近居家空间的尺度。天花板相对较低，家具采用居家风格，每个空间以图案独特的吊顶装饰带凸显不同功能用途（如在餐厅采用有水果图案的装饰带，在图书馆采用有书籍图案的装饰带）。每

[①]　凯文·林奇（Kevin A. Lynch）（1918—1984），美国著名城市规划学家与作家，以研究城市环境的感知形式闻名，是认知地图早期倡导者，著有《城市意象》《城市形态》等代表作品。——译者注

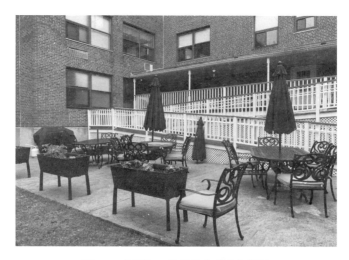

图 13　花园入口处的休息座椅与缓坡

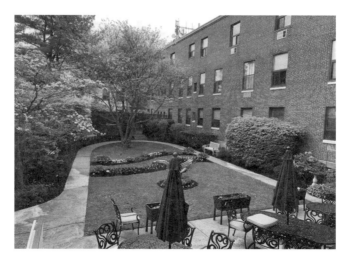

图 14　安全、围合、支持自然导向的室外活动空间

一个在那里生活、工作或者到访的人都能够彼此熟悉，共同建立起一个社区。同时正是由于机构中有许多人，它确实有一种真实的社区感。26 位居民和 26 名员工（包括全职、兼职）全天候共处，再加上 50 名家属，和十几位经常上门工作的医生等专业人士，共同构成了一百多人的活力社群。一些专家认为对于认知症人士，居住组团的规模应该在 7~10 人。但是，这很可能会导致生活单调、员工压力和倦怠，因为这意味着 1~2 名工作人员要全天候地调动和带领居民开展活动。无聊会导致激越甚至是攻击性，因而我认为适宜的组团规模至少包括 25 位居民。

当室内和室外环境都足够安全时，居民就能尽可能独立地发挥自己尚存的身心机能。工作人员也不再需要担心居民受伤、走失，并能够感到更加放松，与居民更积极地相处，因为他们不必总是去阻止居民去做他们想做的事。环境中将存在一种相互支持的氛围，如沿走廊设置可以扶靠的连续扶手能够支持步态不稳的居民自主行走。

同时，在空间环境中也要注意规避一些奇怪的声音、景象或者其他令人困惑的感官刺激。家具应该是熟悉的，花园中的树木应该是和家里后花园中相似的，墙上的照片应该呈现令人安心、感到亲切的景象。环境中不应有吵闹的公共广播或者呼叫系统，避免居民被不时传来的播报声打扰，也不应为了满足卫生规范就使用反光强烈的、给人机构感的 PVC 地胶，这是常见于照护机构中的一种地面材质。电视和广播不应全天都打开，电视节目需要经过精心挑选，DVD 和录音带应播放老年人熟悉的节目或者音频。

　　如果你仔细地考虑上述原则，将其应用到认知症照护机构空间环境规划或者选择当中，你和他们的生活都会更加轻松。他将更加自在，并且能够获得尽可能多的掌控感。他会感到自己充满能力、自主，更少表现出认知症的四个A：激越、焦虑、攻击性、淡漠。设计和规划认知症照护机构的建筑师、室内设计师、景观设计师有能力促进居民的记忆和生活独立性。通过环境设计支持他们使用大脑中功能保留较好的区域，这样能够帮助其减轻疾病带来的压力，最终更好地支持其作为完整的人的生活。

第七章

建立全新的人际关系

五条沟通原则与七个
关系建立法则

> 对布伦达而言，她仍然能继续和邓肯在一起，并与邓肯
> 彼此深爱，直至她去世，都拥有这样具有安全感的亲密关系。
>
> ——汤姆·基特伍德

无论多大年纪、生病与否，每个人都需要社会参与和社会支持才能达到最佳的健康状态。罗威（Rowe）和卡恩（Kahn）在其受麦克阿瑟基金会（MacArthur Foundation）资助的"成功老龄化"（Successful Aging）研究中发现，那些健康状况最好的老年人有很多的朋友，与家庭成员保持着密切的联系，频繁地参加社交活动，同时也维持着生命历程中其他的一些社会关系。对于认知症人士来说，良好的社会关系和社会支持也是他们保持生活品质不可或缺的。

社会关系可以被视作减轻认知症症状的治疗方式。医生或社工开出"社会关系处方"时，会建议伴侣运用较为感性的语言，多用身体语言，选择去做那些基于个体与生

俱来记忆的事情，帮助他们创建一份日程表，安排充实而有意义的活动。这样做可能会占用伴侣一整天的时间，但只是达到"处方"的基本要求，就能给他们带来巨大的益处。

沟通始于相互的理解。每一位与认知症人士相处的人，包括他的配偶、护理员、朋友、医生、社工或者家庭成员，都需要在了解认知症病程及大脑变化的知识背景基础上，理解与他交流的含义。在病程初期，他会有一些单词和概念上的理解困难。再往后，他会显得不合逻辑。为了发展和维持与认知症人士的关系，所有人都需要记住：无论他说了什么话，他都不会觉得自己是在胡说。无论别人听起来（感觉）如何，他自己是懂得自己的。

我的同仁与好友保罗·罗伯逊（Paul Robertson）是世界知名的美第奇弦乐四重奏乐队（Medici String Quartet）的奠基人与前首席小提琴手，他曾教我对如何以音乐的方式表达类似的心境。在我们一起开发的名为"告别演出"（Swansongs）的项目中，他演示了什么是懂得自己，但无法被外人理解的感觉。开始时，他用非常优美的方式演奏了大家熟知的莫扎特的《小星星变奏曲》。在场听众都听出了曲调，对乐曲结构和结尾也感觉很熟悉。随后，保罗调整了他那把非凡的小提琴（由威尼斯制琴师蒙塔耶纳于 1729 年制作完成，1729 Montagnana Venetian violin）上的一根琴弦，这在演奏技巧上称为"变格定弦（scordatura）"，又演奏了一遍《小星星变奏曲》。尽管演奏方法和上次完全一样，但拉出了一首不同的、对听众来说跑调的曲子。听众仍然可以从一连串不和谐的音符中识别出原有旋律，但也都清楚曲子是存在问题的。认知症人士便是这把小提琴。他知道自己在演奏《小星星变奏曲》，他或许能，也或许不能听出那些不和谐的音符。此时，听众拥有选择，要么去纠正这位小提琴手，即认知症人士，指出他的演奏有多么糟糕，要么选择去"听见"你期待听到的乐曲，并作出恰当的回应。

有一个词可以用来形容这类回应，称为寒暄性交谈（phatic communication）。在日常对话中，寒暄性的句子、话语和声音常用于表达友好、社交积极性或是关心，而不用于传递信息。当我们问候另一个人"你好吗？"时，有多少人是真的关心对方此刻的心境呢？或者当我们向另一个人喊"嘿！"时，我们真的想要获得对方的回应吗？为保持和他人的社会交往，我们倾向于谈论天气、体育赛事，或是老朋友。寒暄性交谈并不需要冗长的回答，便能确认他人的存在，建立起双方的联结。寒暄性交谈这个名词由20世纪早期的人类学家布罗尼斯拉夫·马林诺夫斯基（Bronislaw Malinowski）创造，该词与失语症（aphasia）有相同的词根，即语言理解能力的丧失，这也是一部分认知症人士所面临的困难。寒暄性交谈是与认知症人士沟通的极好方式，他们仍然清楚自己的感受，他们很珍惜与他人保持联结，他们甚至想要弄懂自己到底想要说什么，即便想起那些词语已经十分困难。

五条沟通原则

倾听并对他人的"现实"作出回应。在病程早期，认知症人士与他人之间的现实并没有出现太大的差异，仅表现为他在整合现实的多个维度时不如以前那么快速和确定。他可能知道现在是周末，但对于过去的一周是如何度过的印象不深了，对于未来一周会是怎样也没有概念，但其他人可能会用这样的方式去勾勒"周末"的模样。

随着认知症病程的发展，个体与他人对于"现实"的理解差异会越来越明显。但是，认知症人士可能不知道对方关于现实的理解与自己不同。例如，当他把半夜当作是早晨而外出散步时，他是基于自己所认为的现实，而并未意识到别人会认为现在是半夜；当他以为一个亲戚即将要来陪他旅行，而这个亲戚实际几年前就已经去世了，这也是他所理解的现实；当他感到别人待他不好，或者他近来都没什么东西可吃时，这都是他理解的现实。

当别人试图改变他看待世界的方式，无论他是否患有认知症，得到的回应可想而知：愤怒、抵抗与退缩。这就像一个人坚持试图让你相信，你确实是月球的公民，然后无论你怎么反对他都不肯停下。在某一时刻，你终于耐心耗尽，开始愤怒地回应，"别烦我了！"更加友好和尊重的方式是，理解并回应他表达出来的现实，这样有助于减少其焦虑和攻击性，是更有效的应对方式。

这种做法其实和我们在日常生活中的习惯是一样的。当你的朋友沮丧地抱怨"今天是我这辈子最糟糕的一天"时，你会回应说"不，其实不是的。最糟糕的一天是大约两年前你父亲死于车祸的那天"吗？你不会说这样的话，因为你知道这只会让你的朋友更沮丧。他只会变得更生气、更焦虑、更难过，并冲你发泄这些情绪。去纠正认知症人士就会产生这样的效果。在他们向你抱怨时，你的朋友和认知症人士一样，都在经历人生中最糟糕的一天。

如果我们能够去体会他话语背后潜藏的感受，并作出回应，就能减轻对方的焦虑、不安和攻击性。

要坦诚。我们都会去觉察他人的感受，但认知症人士对他人的感受特别敏感，包括他人是否坦诚。一些人把坦诚理解为真实地表达自己的每一个态度和感受，甚至是当他人说了一些带有明显错误的话时，直接指出他人的错误，如弄错今天是星期几。一发现分歧就去纠正他人，其实并不比根据他人的现实作出回应更为坦诚。坦诚意味着做你自己。当认知症人士与一个诚恳、直接、能够做自己的人打交道时，会更安心，表现出更少的焦虑、不安和攻击性。如果我们从这个角度理解坦诚，那么一个人可以通过表达自己的"现实"即"我认为现在是半夜"，去纠正把半夜当作白天的人。这样呈现出真实想法的方式没有挑战与冲突，而是对他人表示尊重。他人拥有他人的真实，你拥有你的真实。

另一种形式的坦诚是情绪诚实，也是与认知症人士之间保持健康关系的一个重要方面。当有人表达出他的快乐或者悲伤情绪时，认知症人士通常能作出合适的回应。认知症人士杏仁核功能可能是完好的，与大多数正常人一样，当他们可以表达出他们的情绪，无论是担心、同情、害怕或是爱，他们会感觉良好。当你诚实地表达自己的情绪时，他也会这样做。

　　坦诚还包括以共情的方式回应对方定义的"现实"。当他哭诉自己被遗弃时，尽管你知道实际上他受到了很体贴的照护，你仍然可以表达出为他担忧，这并不算是撒谎。他感到被遗弃，可能是因为他忘记最近和你待在一起，又或是因为他深知认知症正使他越来越依赖他人。此时，对他表达出的被遗弃的感觉给予回应，并非是欺骗。这种做法被一些人称作"白色谎言"（fiblet），即顺着认知症人士所理解的现实与之沟通，而不去纠正他。例如，不去向她揭穿她所等待的丈夫几年前就已经去世，并不算是一个大谎，这就好像你的伴侣说今天是她这辈子最糟糕一天时你不会去反驳她一样。

　　永远直接和他对话。没有人喜欢被他人以第三人称当面议论，就好像他不存在一样。在每一个情境下，都要确保直接和认知症人士对话。在唐纳德·科伯恩（D.L.Cobrun）的《捕捉游戏》（*The Gin Game*）这部精彩的戏剧中，就以幽默和充满同理心的方式呈现了这个要点。在其中的一幕，两位老年人①边打牌（杜松子酒拉米纸牌）边讨论他们对住在养老院的厌恶。

　　他说："我讨厌别人说'咱们现在饿了吗？吃晚饭吗？'而他们的意思是'你饿了吗？'"

　　她说："当他们用第三人称跟别人议论我时，我感觉更糟糕，而且我就坐在那儿。'你觉得她需要洗个澡吗'

① 在1977年的原版剧中由休姆·克罗宁（Hume Cronyn）和他的妻子杰西卡·坦迪（Jessica Tandy）扮演。

他们会这样问另一位护理员。"

认知症人士就在场，这个人也知道自己在场。是否记住并始终意识到这一点，则取决于他人。随着病程发展，照护者越来越需要成为这个人的人格保护者。忽视这一点会造成这个人的焦虑、不安、攻击性和冷漠，而用言语和行动承认他的存在则能减轻这些症状。

一些专业人员甚至也会犯这样的错误。在名为"遗忘"（The Forgetting）的一个电视节目中，有一个在医生办公室中的场景。这位医生正在给一对老年夫妇提供建议，其中妻子患有认知症。在这个场景中，医生一直向这位丈夫强调他的话，而忽略了妻子的在场，就好像她听不见、听不懂这些话，或者就好像她不在现场："你的妻子会起夜吗？""记得给你的妻子吃这些药。"这种当她不在场的做法对妻子产生了明显的影响，从她的肢体语言就能看出，她陷入了淡漠、被动的状态。

别去测试。每天我们都会向他人提问、获取信息，有时是因为我们不知道答案，有时是因为我们想要核实事实，也有时是因为我们想要去测试他人的知识。"你还记得《乱世佳人》中那个电影明星的名字吗？""上个月跟我们一起吃晚饭的那个人是谁？""看看我们婚礼的照片，你记得这是谁吗？""你可以……吗？"这类问句是我们需要避免的。"你可以告诉我……吗？你还记得……吗？"在正常情况下，这种提问方式是没问题的。但随着我慢慢变老，回忆起特定的细节变得越来越困难，我希望别人可以少问我这类问题。

对认知症人士来说，自病程早期起，这类问题越来越像是一个他们注定会搞砸的测验。认知症人士希望自己还是原来的那个人。我们都希望他像以前一样能记起事情，保有同样的记忆、同样的能力。为了找寻那些他原有的技能，亲友们常去测试他。"还记得我吗？"儿子可能会问。然后指着孙子问："你知道这个小家伙的名字，对吧？"每一次测试，都在提醒他自己正在失去对现实世界的控制。他能认出这个小孩是他挚爱的家人，觉得自己理应记得他的名字，但是他就是忘了。每一次测试都是失败和丧失的提醒，每一次测试都加重了那种无力的感觉。

我们为什么要去测试？其实是为了让自己感觉好过一点。我们想要知道我们还像以前一样存在于他的脑海里。我们想要他和以前一样认得和喜爱他的孙子们。尽管我们会说我们测试是为了帮助他更好地享受生活，但其实这类测试是出于我们自己的立场，而不是他的。每一个"正确"答案缓解了我们的顾虑和愧疚，我们总认为自己付出的还不够多。但每一个"错误"答案会让他感觉自己很糟糕。但其实我们可以做得更好。我们可以避免去测试那些他不容易记起的信息，也可以避免去测试某些他已经失去的执行功能（executive function skills）。

假如我们更关心的是与他的关系及他自身的愉悦，我们可以为他提供答案而不是问题。这样可以达到相同的结果，并降低其焦虑和不安。一个儿子可以这样向母亲介绍他的孩子："你好啊，妈妈，这是你的孙子亚当，你总是喜欢和他一起唱歌。"这样的介绍能为她提供充足的信息，引发恰当的互动，唤起她相关的记忆，让她成为以前与孙子相处时的样子。这样的方式让她感到舒服、有掌控感。这是治疗认知症的重要形式。亚当也可以佩戴这样一个姓名标签，上面写着："我是你的孙子亚当，我爱你。"

不说"不要……"，而是要转移和引导注意力。认知症人士会做一些傻事、一些不恰当或危险的事，他很可能没有意识到自己在做什么。如果他想要出去散步，他可能不理解为什么这是危险的。如果他想要做饭或者打开火炉，他也可能不认为这是危险的，因为他不认为自己会忘记锅还在未关火的炉子上。他不理解自己行为可能产生的后果，如在陌生的地方迷路或让房子失火。因此，他无法理解为什么别人会告诉他不要做什么事。对于不理解他为什么不应该做某事的人来说，"不要做……"这样的语言没有任何实际的意义。解释为什么他不能做可能也起不到作用。当你告诉他，他可能会在自己家附近迷路，但他并不知道自己有寻路困难时，他是听不进去的。

相较于直接说"不要那样做！"，可以先改变主题，将他的注意力转移到其他事情上，然后提议做另一件有吸引力且更安全的事，这样会更友善、更有效果。这就是转移和引导注意力的含义。将注意力从不适合做的事转到另一件事（转移），然后吸引他开展另一项更安全的活动（引导），这样往往效果最好。如果他想要在不熟悉、可能具有危险的环境散步，最好的做法当然是他的伴侣能陪他一起去。但如果此时无法外出，那么他的伴侣也可以谈谈天气转移他的注意力，并引导他喝杯茶或是咖啡。

直接重新引导注意力可能会让一个正要准备出门的人感到有压力。如果你在一个聚会的结束之际正准备出门离开，而某人请你别这么快离开，并阻止你往门口走，你可能会生气。但如果是有人找你询问你孩子的音乐课程，或者突然从厨房传来锅掉在地上的哐当声，而后某人问起你孩子的情况，你不大可能会因此生气。这就是为什么在对待认知症人士时，提议更合适、更安全的活动前，转移注意力是必不可少的步骤。当我在邻近波士顿的北岸认知症伙伴关系（North Shore Alzheimer's Partnership）年会的一个工作坊里跟一个小组讨论这一原则时，一位参与者举的例子令我印象深刻。她跟丈夫都已经八十多岁，到了上床睡觉的时间，但她患有认知症的丈夫仍在看电视。不管她说什么，她丈夫都不听。所以她去了趟卫生间，然后赤裸着回到客厅——注意力的转移。然后，她引导丈夫关掉电视、上床睡觉，整个过程轻松了许多。

建立关系的七个法则

沟通是人际关系的一个重要基石，其他的重要基石还包括理解和拥抱他人的真实自我。当认知症人士做出奇怪的行为时，一些人会不自觉地纠正他。下面所讲的并不是去改变他人的行为，而是去改变你自己的行为。通过改变你的反应方式，可以避免适得其反地加强个体那些不恰当的行为。

不要当"石头"——主动回应而不是被动反应。伍迪·威德里克（Woody Widrick）是马萨诸塞州卡莱尔小镇（Carlisle）上的一位牧师，他以前每年都会以不要当"石头"为题做一次演讲。他说，如果你踢一个小石子，它会以滚动的形式作出反应。它不会思考，只会随着你踢的方向滚动一段路。无论何时，人们不加思考就对情形作出反应时，他们的表现就像是一块石头。在与认知症人士的关系中当一颗"石头"就意味着：当他们生气时，你会自我保护并也跟着生气；当他们因为记不起刚得到的答案又问你一遍时，你很崩溃并告诉他们别再烦人；当他们说想去散散步，但你知道即便只是在家附近散步也有可能迷路时，你就把门锁上，好让他们乖乖待在家里；当他们把食物不小心掉在地上，你会像责备小孩那样对待他们。

这种类似石头一样的反应发生频率远比我们所意识到的要高。而当我们这样回应时，认知症人士会变得更加焦虑（Anxious）和不安（Agitated），更加具有攻击性（Aggressive），这也就是"四个A"当中的三个。

人们怎样才能训练自己主动回应，而不是被动反应呢？他们首先能做的是：留意他人行为与自己反应之间的心理过程。这意味着自己将主导海马体的工作，而不让海马体被他人控制。请记住，海马体会与眶额叶皮层、丘脑共同工作，以防止我们对周围事物作出不计后果的反应。我们不会每次在高速路上看到有车强行并道就直接撞上去，我们也不会每次听说其他国家发生暴行时都惊声尖叫。在这两个事例中，我们会自发地启用海马体、眶额叶皮层与丘脑，它们会对我们说："考虑一下，你真的想要为撞烂自己的汽车而花冤枉钱吗？你真的相信大喊大叫能改变世界形势吗？"当我们还是小孩时，我们更多的是被动反应，而不是主动回应，那时的我们就是石头。随着我们成年，我们主动回应越来越多，而被动反应越来越少。在与认知症人士相处时，需要我们不再做一块石头，而表现得更像人。

主动回应就是一种疗愈。当他反复问同一个问题时，不带情绪、不厌其烦地一遍遍回应是一种积极的做法。更积极的做法是：用大字体把答案清晰地记在一张便签纸上，每一次他再问起同一个问题，提醒他看看便签上的答案。当他因为某件事生你的气，而你认为这件事是他假想出来的，试着控制自己，即无论你做什么，不要气愤地回击。别让愤怒的气氛升温。即便你觉得自己什么也没做，也要道歉并保证以后不会再这样做，化解紧张的气氛。这是对艰难处境更加周到的回应，而不是像石头一样的反应。每一次沉着的回应都有助于减少不安情绪和攻击性；每一次沉着的回应都是一种疗愈。

关注当下！这句箴言就像是来自禅宗的"叫醒电话"（wake-up call）。请注意！控制自己！请留意！这些对于认知症人士，意味着什么呢？关注为何就能成为一种疗愈呢？答案其实很简单。因为随着认知症的发展，他们的情绪愈发敏感，在他面前你做的每一件事都可能影响到他们。无论你微笑或是皱眉，无论你是在专心听他讲话或是分心了，无论你在说重要的事还是琐碎小事，这些行为都会直接影响到你们的关系。

如果你和朋友带一位认知症人士外出吃冰激凌，他很可能会对复杂的空间环境和社会环境作出反应，而不是对你。他可能迷失在这样的场景中：陌生的环境，难以作出的选择，两个人谈论着他不甚了解的话题，窗外丰富而有趣的街头活动。他会盯着窗外看，断断续续地说着他看到的一些不相干的事，打断你们的对话；或者干脆开始捣乱。在冰激凌店里，你的注意力不在他身上，所以他的注意力也不在你身上。

换句话说，如果你们换到一个更单纯的环境，且你能留出足够的注意力去关注他，他也会把注意力转回你身上。你任何细微的行为都会影响他。当你全身心地和认知症人士相处时，他们也会全身心地和你待在一起，他们的注意力不会分散到其他事物上。如同禅的心境一样，他们的思绪中没有别的杂念。随着病情加重，他们甚至不会去想未来，那时未来对他们来说是和当下现实没有联系的。他们也不会去做其他事，因为你在这儿，与你共处就是他们在做的事情。你是如此的重要。

在一对一的互动关系中，你的行为决定了这个人的处境。如果你能够在互动中全程专注在当下，他也会这样做。如果你的思绪是游离不定的，他也会如此。

关注当下还意味着你时刻留意着面前的这个人，对他的一举一动保持注意和敏锐，更有可能让你主动回应他，而不是被动作出反应。关注当下意味着你很少不假思索地做出一些让他不高兴的事，很少让他受惊吓，很少问他答不上来的问题。像爱人关注另一半那样，关注认知症人士表达了你的温柔、体贴与爱意。感受到这些情感的他会变得放松，更少地表现出不安、焦虑与攻击性。这就是治疗！

以最低程度的帮助，支持他的自主生活，并确保事情都完成了。 我们为别人做的越多，他们自己能做的就越少。我们在孩子的家庭作业上提供越多的帮助，他们就越依赖我们，自己学到的就越少。朋友有情绪困扰时帮助越多，他们也会变得更依赖我们，而更少地学会下次自己从困扰中解脱出来。同样的习得性无助也会发生在认知症人士身上。

在穿衣、洗澡、吃饭、打扫、散步等活动时，认知症人士需要的帮助肯定会逐渐增加。随着病程一个个阶段的到来，照护需求也会随之升级。在初期，一个提醒就足够了；不久后，可能需要一套书面的指导说明；在最后，直接提供帮助成为了必需。伴侣们常想要做正确的事情，因此会对爱人说："交给我吧，我会为你做的。"请别这样说！你需要做的是去填补任务中他不能完成的空白部分，将任务分解成若干步骤，然后交给他们自己去执行。只做其中必须由你帮助的事情。你为他做的越多，他们越快地将习得性无助作为最好的对策。而他们自己做的越少，你做的就越多，也就更容易让他们陷入淡漠的状态。

相反，他越是自立，越能完成复杂的任务，就越有成就感。成就感会带动他去胜任每一项日常生活活动（activity of daily living），同样也适用于其他更为复杂的任务。老话说"用进废退"，对认知症人士也同样适用。在日常生活流程（flow of daily life）中，自我照料越多，就越有成就感。他越是能掌控自己行为的结果，就越能长时间地保留这些生活技能。

运用所有的感官。不要说太多话。当人宿醉时，太多话会让他感到头痛。认知症人士也会因太多话而头痛，倒不是因为他昨晚喝多了，而是因为大脑中的韦尼克区与布洛卡区（语言中枢）运转不佳。对他来说，集中精神听你说话比以前要困难了。然而，和其他认知症人士一样，他仍旧可以运用其他的感官功能构建出相对完整的现实图景。无论他是否能理解"晚饭准备好了"这句话，其他非言语的线索会充分地传达现在是晚饭时间这一信息：烤箱里鸡肉的香味，飘进房间的煮土豆热气，整理餐桌时餐盘和刀具发出的声响，厨房里的活动，被人要求去换衣服吃晚饭，以及送到嘴里来试试味道的汤。不要去掩盖这些气味和声响，将它们扩散开吧。

一个拥抱、拍拍后背、一个亲吻，总是比言语更能传达爱意和感情。如果你想和她去散散步，在提议去散步前先穿上你的外套，并把她的外套也拿出来。运用声音、视觉、味道、气味、拥抱、抚摸与触感及冷暖的感觉去交流。如果这些不管用，再用言语交流。

发现他的涂鸦。不管是否患有认知症，我们都会随着变老在一定程度上保留精细动作及大幅度的活动技能，这些技能造就了我们是谁，也让我们变得独一无二。我会涂鸦，当我手头没有事做，或者在专心致志听讲座但手头闲着的时候，我会画一些抽象的线条来表达当下的心情或处境。

我已经涂鸦好多年了，也期待着未来的岁月能一直画下去，不管到多少岁。这些年我也一直收集着我的涂鸦，把它们放在剪贴簿里。当我老去时，我会去整理它们并为之所吸引。

　　每个人都有他独特的涂鸦方式。这里的"涂鸦"是指各式各样的自我表达。涂鸦包括了编织，弹奏钢琴，为别人大声朗读，画油画，甚至是用电脑或者刷手机。每个人都有他的特长。找到那些他们拥有的独特技能，通过共同开展一些活动来调动这些技能，这会让他感到放松，也能帮助他抚慰自我。

　　对于84岁的来自怀俄明州吉莱特市（Gillette）的玛丽·斯潘塞（Mary Spencer）来说，她的自我表达方式是打保龄球。当她打保龄球时，她根本不需要去想如何用三指持球，如何向后摆动她的手臂以增加动能，如何出球。她都知道怎么做。这一系列复杂的动作——从拿起保龄球到球瓶被击倒后的庆祝，是她的第二本能。长年累月的训练让玛丽这位有丰富经验的保龄球手对如何打保龄球有了根深蒂固的记忆，这一程序性记忆根植于她的大脑和身体。当玛丽打起保龄球，她没有困惑，她如鱼得水，并乐在其中；在保龄球馆里，认知症暂时消失了。正如吉莱特市《新闻纪录日报》（News Record）报道的那样：

　　玛丽·斯潘塞小心翼翼地走向犯规线。她手持一个橙色的保龄球，球在她手上，就像长在鸟儿翅膀上的软骨一样稳当。在离犯规线几英尺的地方，她抬起头，瞄准球道上的球瓶。她向左侧迈出一小步，让身体与球道保持平行。

　　球先是缓慢地向边沟划出一道弧线，在危险的悬崖边摇摇欲坠，随后球又沿着一道弧线对准了它的目标——中间的球瓶。在昏暗而雾蒙蒙的保龄球馆，伴随着木板的咔嗒声和喝彩声，9个球瓶倒了下去。

"哇哦"，她的队友们欢呼起来。

在比赛中，斯潘塞频频回头，在打保龄球时，她总能赢得大家的喝彩。

他们可能不知道她已经打了半个世纪的保龄球。也不知道她橄榄色的皮肤是从她名为清泉公主的纯正易洛魁①（Iroquois）血统的母亲那遗传得来。也不知道在第二次世界大战期间，她是典型的"铆钉女工萝西"②（Rosie the Roveter），卷着袖子、有着粗壮的胳膊和结实的身体，在丈夫为陆军装甲师（Army Armored Division）服役期间，她为洛克希德公司（Lockhead）的飞机驾驶舱布线。

看她打球的样子，他们可能都猜不到她已经处于认知症第二阶段。

她打出一记全中的好球，从球道回到座位上。不一会儿又从座位上起身，朝保龄球架走去。然后从架子上取下一块绿色的擦手巾，擦拭保龄球指孔附近的部分。这是她每次都要完成的仪式动作。

即使在84岁的时候，她也比保龄球队里的大多数女性

---

① 北美原住民联盟，由莫霍克人、奥奈达人、奥农达加人、塞内卡人和卡尤加人五个部族组成。——译者注

② 铆钉女工萝西是第二次世界大战期间的一幅宣传海报《我们能做到！》（We Can Do It！）上的人物形象，由美国插画家J·霍华德·米勒（J. Howard Miller）创作，画中的女性头戴鲜艳的红色头巾，身穿工作服，露出有力的手臂，表现了有力量的女性形象。——译者注

都要打得好。出球动作是那样根植于她的关节与肌肉，以及她最原初的记忆之中，甚至当其他一切记忆，包括那些和她最亲近之人的名字与脸庞开始变得模糊，她的保龄球水准始终如一。

"我们"之中的"我"原则

佛陀曾对他的门徒说："我们的行为是我们唯一的财产。"这句话的另一种表述是，我们做的每一件事都在定义我们是谁。由于认知症人士很少再拥有工作或其他一些重要社会角色，而正是这些角色在帮助我们构建坚实的自我形象，界定我们是谁。因此，越是帮助他们获得角色，他们的自我感也会越强烈。

关于不同条件下精神性成长的研究告诉我们，精神追求和个人成长中很重要的一个方面是，在一个更大的集体中理解自己是谁——处在"我们"之中的"我"，以及"我"与"我们"是如何联系在一起的。

这个启示来自我的女儿伊莎贝尔，她在长达数年的时间里间断性地以活动主管的身份工作于炉石认知症照护机构。一天她回到家，感叹说因为缺少气球，学到了人际沟通方面的重要一课。发生了什么？我问她。她回答，居民们有时会玩一种称为拍气球的游戏，他们坐着围成一圈，把一个气球拍向圈子的中央或者拍向另一个同伴。拍气球同时考验人的视觉敏锐度和运动机能。然而那一天上哪都找不到一个气球。伊莎贝尔只好拿来一个更大的沙滩球代替气球，它通常是在花园里用。随后，她看到了意想不到的变化。

这回每个人不再仅仅是拍球，而不得不先接住球。当一个居民接住了球，伊莎贝尔会叫出他的名字，并称赞"接得好！"，然后再喊出另一个人的名字，建议他把球传给这个人。一个新的游戏诞生了，它是有人际互动"接球然后传球"，而不再是以前那个没有人情味的"拍球"。伊莎贝尔强调说："因为每一个人都听到了他自己的名字，也记住了圈中其他人的名字，所有人都玩得更加投入了。"她接着又补充道，"游戏中，他们不再把球拍向空气，而是有目的性地把球抛给另一个有名字的人。"通过选择一个物体，让每个人先接住它，然后有目的地传给另一个人，伊莎贝尔发现了人类精神的一个基本原则，它能极大地帮助认知症的治疗。

每一项社交活动都包含这两个元素。当大家一起坐下来吃晚饭，安排晚餐的主人可以叫出每个人的名字或者称谓（"嗨，麦茜"或"嗨，妈妈"），然后把他们引向同桌共进晚餐的人（"今晚坐在卡琳旁边怎么样啊？"或者"你想要坐在你的孙子伊万旁边吗？"）。"我们"之中的"我"这一原则可渗透于所有人际关系中。

遵从一日生活安排

有时，虽然认知症人士仍然拥有许多爱好，但她很难为自己作出一系列的计划，好让自己一整天都充实而忙碌。

为她安排好一整天要做的事，确保身心灵可充分被调动起来，能够帮助她过上正常的生活。

　　每日生活安排可能是人与生俱来的特质，也可能是通过长时间的日常生活习得的。我们的大脑在早晨醒来时有更高的神经递质乙酰胆碱水平，因此相比于入睡前，我们在早晨有更充足的能量。通常我们一天会产生三次饥饿感，尽管这更有可能是文化所导致的，而非与生俱来的。餐饮活动通常从食物准备工作开始，并以收拾妥当告一段落。预先计划和购物则属于就餐前的远期准备工作。在日常生活中，我们与他人进行社会互动，如家人、朋友，还有那些在商务上有来往的人，甚至陌生人。有一些事需要我们积极地参与其中，而有一些活动我们只需要被动参与，如观看与欣赏。我们做一些事是为了放松，做另一些是为了锻炼身体。一些事需要动用我们的审美能力，另一些则需要精神上的参与。日常生活就是这样，有活跃的时段，也有不那么活跃的时段。到了晚间，我们感到疲惫后安然睡去。

　　对于认知症人士，一天的生活安排越是符合他平常的规律，越是贴近他所熟悉的生活丰富程度，他便越能积极地参与活动，集中他的注意力，也能减少焦虑、不安、攻击性与淡漠。换句话说，一天的日程越是自然，那么这样的一天就越能成为一种疗愈。

第八章

拥抱全新的人际关系

接纳亲人发生的变化

如今，回忆往事会牵涉一个问题：每当我提笔记述从前的艾丽斯，我会感到困难。这是否是因为现在每次想到艾丽斯，我想起的总是如今的她，于我而言，如今的她和从前的她其实并没有什么两样？

——约翰·贝利

无论何时，当一些重大改变扰乱了人际关系，如发生残疾或进入人生的下一个阶段，如果想要维持关系并进一步发展，关系中的个体都必须与对方建立一种全新的关系。对于刚开始与认知症人士共处的人来说也是如此。在刚开始这个关口，人们可以选择是否与认知症人士重新建立起一段动态的关系，而很多人错过了这一机会。

在健康的亲子关系中，每当一方经历了人生重大变化，双方就必须建立起新的关系。我的孩子从依赖我的小孩成长为青少年，再到成年，我都会在不同阶段与他们建立起新的关系。在某种意义上，他们仍然是我的孩子；在另一种意义上，他们已经成了大人，我必须以对待成人的方式与他们相处。有时，这种关系的变化是强加于我的，因为每个孩子都强硬地要求我作出改变，有时是通过言语表达，更多时候是通过行动表达。他们已经变了，我也必须随之变化。在人生的各个阶段，我们都会经历这样的关系转变。通常这种转变是令人愉快的：孩子长大成人了，我多了一位朋友和一个可依靠的人；孩子有了他的小孩，我就升级成了爷爷。我的同事升职了，我便有了一位更有影响力的朋友；我的妻子获得了博士学位，我有了一位专业上的伴侣。与此同时，我们需要建立一套新的工作／家庭关系，因为新的机会已经摆在她面前。

有时，转变却没那么令人愉快。一位女士得知她的儿子吸食海洛因上瘾，于是不得不用另一种方式来表达对他的爱；一位朋友的妻子因为移情别恋离开了他，他不得不与她和孩子建立一种保持距离但又不失尊重的关系，也无法时常见到自己的孩子；我的母亲年纪大了，我不得不忘却童年时她令我不太愉快的地方，以使我们能和平地共同生活。这些转变不如上文提到的那些转变令人愉快，但我们也同样必须面对。我们如何应对面前的重大选择，决定了转变之后的生活质量。如果我们否定、对抗这些转变，就会导致一次狼狈的离婚，一场不愉快的亲子关系，和一段与老去父母的糟糕关系。

如果我们接受了他们的改变（我的朋友和前妻现在已成为了普通朋友；有毒瘾的儿子现在也需要妈妈以新的方

式帮助他），我们就有机会去建立一段新的、富有成效的关系，并使之能滋养我们的人生。我们所经历的所有因他人而起的转变，包括令人高兴或伤心的转变，看起来都是强加给我们的。确实如此，这就是人生。当你爱的人患上了认知症，你们的关系就面临这样的转变。我们可以选择以让大家都痛苦的方式来应对它，也可以充分利用好这一转变。我们可以做得更好，即通过积极地面对与掌控这一转变，我们可以改善大家的生活。

发现自己患上认知症的人，与确诊前一天的那个人并无二致。在病程初期，他可能会开始忧虑自己的未来，他要如何与这可怕的疾病共存呢？他需要依靠朋友和相关的信息来理解这个病到底是怎么回事，未来会怎样发展。随着病程的不断加深，他的改变也会随之增多，就和我们变老的过程中会改变一样，只是改变更加剧烈。不管我们要经历什么，我们都需要朋友和伴侣，并与他们建立良好的关系。建立是一个动态的词汇。不管我们的关系是什么，如丈夫和妻子，父母和孩子，姐妹和兄弟，朋友和朋友，但有一件事是确定无疑的：关系永远不会一成不变。我们必须建立新的关系。

当你一直深爱着的那个人罹患认知症，可能是你的母亲或父亲，你的丈夫或妻子，你的兄弟或姐妹，以及极少数情况下可能是你的孩子，他们正在变成一个新的人，一个你仍可以去接纳和喜爱的人。所有令人高兴的变化有时会伴随着悲伤，所有令人伤心的变化也有时会伴随着欢乐。当你和亲人发现你患了认知症时，悲欢是交织在一起的。

对每个人的幸福及生存都至关重要的一点是，随着病程发展和关系的不断变化，双方都需要持续地看到好的一面与坏的一面。

"忘掉原来的他！抛开过去的印象！"这样的话说起来容易，做起来却很难。这种困难出于多个原因，而要想发生积极转变，每一个原因都需要被重视。我们对他所怀有的预期是基于以往我们投入的爱与关怀，是基于过去共同的生活经历，是基于我们曾经期待与他共度余生（作为夫妻或是兄弟），或者希望仍像从前那样与他一起享受生活（作为父母或者子女）。"要我如何放下这些呢？"我们会这样问自己。

首先你不必非得放下。认知症人士仍拥有他曾经的人生经历和特质。他仅仅是不能像以前那样记起和表达这些人生经历。伴侣需要放下的，是那种希望对方不是现在这个样子的幻想。尽管他仍然拥有过去的所有人生经历，但是他的未来不再是伴侣曾经梦想的那样。要放弃我们关于未来的梦想确实是很难的。伴侣需要用新的、基于现实的梦想替换掉他们一直以来坚守的"童话故事"。

可能会有一定的社交压力让人们不承认甚至隐藏这种改变。朋友们会期盼当他们去做客时夫妇两人是在一起的。相比于承认伴侣变了个人，做好狼狈待客的准备并为丈夫的记忆力衰退打掩护，则要容易得多。

另一个很难放弃对爱人过去印象的原因是，我们往往在一定程度上依靠他人来定义自己。我们与配偶、父母、兄弟姐妹以及孩子的关系，很大程度上定义了我们是谁、我们如何看待自己。我们花费了如此之多的时间以找到"我是谁"这一问题的答案，现在我们面临着重新来过，这无疑是对过去自我认知体系的一个重大打击。我们对他人所抱有的形象并非是用来界定他人的，而是用于界定我们自己是谁。打破这一惯性需要我们花时间重新看待和界定自己是谁，并避免将对方过去的印象与你对他的期待囊括进来。

比尔·基恩（Bill Keane）是我在从事认知症方面工作的同仁、朋友兼导师，曾在美国阿尔茨海默病协会（National Alzheimer's Association）理事会任职多年。他曾向我讲述了他父母的动人故事，从中说明认知症人士是多么需要他人接纳自己患病后的改变。他的母亲患上认知症后，他照顾了她很多年，后来母亲住进了照护机构，他每天都会去看望她，给她带去爱吃的饼干、最爱的香水，拥抱她并朝她微笑。他与母亲建立起了十分美好又充满爱意的关系，但与此同时，母亲与父亲却越来越疏远。尽管父亲很爱自己的妻子，却很难接受她患病的情况。他母亲肯定意识到了丈夫在得知她患上认知症时感到自己的人生完了，于是她在情感上疏远了丈夫。比尔接着说，母亲内心深深地知道丈夫从来没有接受现在的她。比尔说父亲确实会让人产生这样的感觉，因为他"一直在帮母亲更新驾照，直到她去世"。而母亲不知为何也知道了这件事。接纳甚至拥抱认知症人士发生的变化，是为了让你所爱的人知道：你会一直爱着他。

开始一段全新的关系

新的关系始于放下过去，拥抱变化。这是困难的，因而需要去练习，包括专注、观察与聆听。

这是对人的特质的一次研究，而不是将印象和偶然想法随意堆砌在一起。当伴侣真正想要基于观察和发现与认知症人士建立积极关系，那就需要认真地对待这项任务，并且严格地去实现它。

你可以采取如下方法重新发现他的内心世界：

1. 坚持写日志。
2. 做好记录。
3. 记录观察到的真实行为。
4. 写下你认为有参考意义的"个人语录"。
5. 记录行为或言语发生的具体时间和星期几。
6. 描述行为所在的空间环境与社会情境。
7. 拍照记录下活动、社交场景与空间环境。

发掘认知症人士的独特性，这个目标既简单又相当复杂。

他过去喜欢的与不喜欢的，他过去的经历——成功与失败、成就、爱好、禀赋及梦想，都依然在这里。但这些都是为了更好地理解现在的他而提供的背景与线索。把这些知识与你现在所观察到的结合起来，你就能发现即将结识一个全新的人。

关注个体的当下有助于发现其现在的技能和才华，而不仅限于那些他过去所拥有的、你希望他仍保留的技能和才华。你会发现他在一些方面相比从前有所减弱，如一些特定的认知能力；也会发现在另一些方面相比从前有所提升，如情绪与情感的识别能力。你过去认识的他可能同时处理多任务的能力很强，而现在的他则更善于集中精神关注于一个人、一项任务。

你会发现什么能让他开心。他喜欢牵着你的手，喜欢在花园里散步，喜欢购物。他喜爱宠物、孩子和老电影，尤其是爱情电影。

你会发现什么会让他伤心。他回忆起妻子（你的母亲）时，会因她几年前离世而感到悲伤。当回想起很久以前在战场上牺牲的战友，他会感到哀痛。当你结束探望离开他时，他也会很难过。

基于对自己和对他的观察，你就能开始与他建立新的关系。新的关系包含不同的方面，接下来提到的行动能帮你建立积极的关系。

- **问候的方式**。在她旁边坐下，握住她的手，看着她的眼睛，然后说，"嗨，妈妈，我是你的女儿米丽安，我喜欢跟你谈论奥克兰，那是你出生的地方"。别像过去那样，仅仅说"嗨，妈妈"。

- **聊天的话题**。跟他说说你今天是如何度过的，然后聊聊就你所知他今天是如何过的。再聊聊体育、政治、家庭、他的过去、你们共同经历的过去、他以前从事的工作或者脑子里冒出来的任何一个话题。不要静静地坐着、干等着话题出现。它不会自己出现的。

- **探望中的节奏**。每次探望开始时，兴奋地告诉她你今天干了什么，然后慢慢调低你的兴奋程度，直到她送你出门。或者在探望时一直保持平和语调，然后在你静悄悄地溜走前，把她的注意力转移到别处。不要指望她来把控谈话的节奏。

● **带些能看的东西来分享**。带些照片、你小时候的奖杯、他人生中重要事件的剪报、一段来自家庭成员的问候视频或者当天的报纸，跟他谈谈这个世界。

● **让"物件"环绕着他**。确保墙上挂有他熟知的画，跟他待在一起时可以聊聊这些画。确保床罩是他所熟悉的。这些都是记忆提示物。别通过买新的家具和衣服来取悦他，虽然你可能会喜欢新的东西。确保他总是能直接坐在他最习惯的那把椅子上。

● **环境的布置**。简化厨房的布置，让它尽可能简明易用，使他能够在没人帮助的时候也能自己做个三明治。把他最喜欢的椅子放在正对窗户的位置，方便他轻松地看到窗外的风景；把客厅的茶几挪到一边，确保他在行走中不会磕到膝盖。在他的卧室尽可能多地布置记忆提示物。

● **一起做的事**。创造机会一起做些事情，别等着他自己想到做什么事情。主动邀请他去花园或者街边走走；主动开车带他去冰激凌店，一起吃个甜筒冰激凌；或是一起外出吃晚餐。

● **参与文化活动**。定期带他去他所熟悉的博物馆逛逛，或是买两张戏票一起去看。马戏怎么样，他会喜欢吗？如果你觉得他可能会喜欢，买上票，然后共享欢乐时光吧。又或者逛逛当地历史文化保护协会的展览，一起看看他年轻时小镇的照片。

- **活动的行程**。预先计划好如何共度你们的时光，不要任其自然。制定一个行程，如一块坐坐，然后出门去，开车转一转，停车吃点零食，然后回家。或者帮他穿上外套，一起出门，然后在离开前在家里再陪他坐一会儿。不要指望事情会自己发生。

- **告辞的方式**。先想好你是否要向她解释你离开后打算去哪儿，以及什么时候回来。如果要解释，一定要尽可能简洁。在照护机构中，当你打算离开时，要确保她已经转而投入其他活动中。如果你发现这一方法行之有效，你可以计划好你离开的时间，以确保那时正好有能吸引她的活动。在你觉得合适的时机，准备好离开时要带的东西，提上它，走到门口，然后随口说一句"妈，拜拜"。

- **留下看望记录**。选择一种记录方式，留下你每次探访的痕迹。我的同事卡梅伦·坎普建议，如果你母亲以前在家里会放有"访客登记簿"（Visitor Book），你可以在她房间里放一本带有亮色封面的那种。每一次你去看望她，可以写下你的名字、日期和时间，以及你们一起做了什么。如果感觉这么做过于正式，也可以在墙上挂一本大的日历，每次来看望她时在日历上做标记。

　　尽管这些原则中的一些条目对所有陪伴和照护认知症人士的人都适用，但仍需要家庭成员、护理人员及其他人依据不同情况灵活运用这些原则。

第九章

一条双向街

为什么改变你自己是
有效治疗的关键所在

药物并不能代替对患者周边事物与环境的调整，也不能代替照护者对待他的方式。

——南希·梅斯与彼得·拉宾斯

对于认知症人士来说，一个好的伴侣要做的不仅是旁观其他人去"治疗"，而必须成为非药物治疗的一部分。改变你自己也是治疗的一部分。

陪伴始于在既有关系基础上建立新的关系。而新关系的一个决定性特征便是相互依赖。在情感的联结方面，"相互依赖"常意味着一方对另一方有过度依赖的感觉，他会感到自己"没有了对方就没法活"。但认知症人士确实非常需要依赖他人，也确实需要伴侣来帮助他达到最佳的生活质量。与此同时，伴侣也需要认知症人士能关注当下，看到在建立新关系过程中自己所付出的努力。

每个人都能够察觉到他人的需要。这很可能是我们与生俱来的一种能力，通过大脑中分泌催产素而激活。一个人对情绪表达越敏感——认知症人士对情绪表达尤其敏锐（因为他们的杏仁核仍相对保持完好），他就越能对他人的需要作出回应。认知症人士能够与他人建立起一种相互关爱的关系，只要他的伴侣知道如何敞开心扉、接受关爱。

你会发现关系中的双方就像是阴和阳，相辅相成，伴侣对彼此的需要与给予相互交织。在病程初期，这种依赖关系可以用约定的形式确立。双方可以就能为对方做什么达成一致。随着认知症的发展，有计划的"互利"变得越来越困难；此时你能做的就是奉献自己。有一件令人惊奇的事经常会发生，那就是认知症人士发现自己同样需要付出，即去想怎样做能让你感觉好一点，对你表达出来的或是对她察觉到的情绪表示共情，告诉你她是多么地爱你。她这样做，正是基于人类与生俱来的关爱他人的本能。

在关系的建立中，要充分运用各种技巧和直觉。需要注意的是，无论是你们在一起时还是分开时，你都需要持续地考量自己的言语和行为会对你们的关系产生什么影响。

● **大脑的杏仁核与情绪**。请认知症人士表达自己的情绪感受，而不是问他与认知或是客观信息相关的问题。如可以询问他对某一话题的感受，而不是问刚才谁在这里，或者那个人的名字叫什么。

● **记忆提示物**。在聊天时，抛出所有那些你认为可以唤醒他记忆的话题。这些话题包括他人生的不同方面，包括他的邻居，他的工作，他的孩子或孙子，特定的人生大事等。任何能唤起他记忆的事都是疗愈的一部分。

● **视觉化的"道具"**。分享你拍的照片、特别的活动纪念品、毕业证书、军队勋章、当地球队的棒球帽，任何具有涵义的、立体的"道具"，只要能引发他的兴趣或是聊天的话题，都是疗愈的一部分。别担心其中一些"道具"可能会让他感到伤心。能让他直面自己的回忆与情感，就是一份礼物，也是目的本身。

● **成为话题制造者**。准备好聊聊你的一天、你的孩子、你的工作、你对刚看的电影的感受、你最近的旅行。别指望对方能从记忆库或最近生活中寻找话题。如果聊天时你不得不自说自话，那也没有关系。为了能顺利地自说自话，你可能需要提前写下一串话题作为参考，就像主持人的提词卡片那样。

试图运用书中所有建议可能会让人筋疲力尽。为了维持关系，给一个人的生活提供意义，维系一段良好的关系需要花费的时间和精力超乎想象。因此，至关重要的是，每次只做建议中提到的一件事，也可以考虑邀请他人和你一起完成。

照护的责任

很多伴侣觉得自己应该亲自处理好每一件事。他们深信，由于长久以来双方关系十分亲密，他们在认知症旅程中也需要独自去维系这种亲密感。然而这种想法会带来难以承受的负担。

无论认知症人士是你的父母、配偶、姐妹或兄弟，让他保持积极的生活不应该是你一个人的责任。在认知症照护领域最早出版的一本书《一天36小时》（*The 36-Hour Day*）中，就传达了这样一个事实：当一个人作为另一个人的唯一照护者时，他必须时刻警觉，睡眠很少，以至于一天就好像有 36 小时那么漫长。他整夜都要保持半醒着的状态，简直就相当于没有真正的休息。如果你不辞辛劳地照顾她，将其他人避之门外，问问自己为什么会让事情变成这样。以下可能是其中的一些理由。

人们，多数时候是配偶，成为他们丈夫或妻子唯一照护者的一个原因是出于内疚，就算是只有 1 小时没有照顾对方，他们都会感到内疚。

为了更好地理解家庭照护者的认识与态度，一个澳大利亚研究项目邀请了 20 对夫妇作为研究对象。这些夫妇都有一方住在护理院中。研究者询问他们怎么看待配偶住在护理院这件事。前 10 名受访对象的配偶住进护理院并非因为认知症，而是因为癌症或其他原因。另外 10 名受访者的配偶都患有认知症，他们住在护理院是因为伴侣无法继续在家中照护他们。前 10 名受访对象表达的多是伤心与绝望，而后 10 名都表达出另一种情感——内疚。

随着调查的深入，他们发现每一位受访者都认为配偶因为癌症或者髋部骨折而住进护理院是一件自然而然的事，当他们参与做决定时，他们认为自己做了正确的选择。而那些感到内疚的受访者，并不是因为他们做的不够多，而是因为他们觉得违背曾许下的结婚誓言是错误的。他们曾经许诺要照顾另一半，"直到死亡把他们分开"。而当他们认为自己不再有能力照顾对方时，他们违背了誓言。后 10 名受访者没有一位把认知症导致的大脑退化与其他身体器官或组织的退化等同起来，包括肝脏、胰腺、皮肤、肺脏等。

受访者把癌症视为身体疾病，而把认知症当作精神疾病，并认为后者应当可以在家里得到照顾。因此，很重要的一点是提醒自己，认知症是一种涉及大脑器质性病变的疾病，与他人共同承担照护责任是在遵守誓言，而非违背它。

当一个人承诺永远不会让他爱的人住进养老院，他的感受也会同上述情况一样复杂。在很久以前，养老院就是疯人院的意思，住在那儿后老年人就像是从社会上消失了，再也听不到他们的消息。这样的养老院在世界的某些地方也许仍然存在。但现如今，有很多很棒的养老社区可供认知症人士居住，在那里配偶仍然可以是爱人生活和疗愈的重要部分。这样的养老社区早已不再是过去我们所认为的那个"养老院"了。

一旦决定让其他家庭成员参与承担照护责任，不只是可以参与，甚至是必须参与时，冲突是不可避免的。与已经成年的孩子谈论该如何反哺父母时，不免会产生矛盾，尤其是当孩子与父母的关系一向不太好时，向住在远方的亲戚寻求帮助也是如此。在现在的家庭中，家庭成员常分散在多个地方，生活在纽约的父母可能有一个儿子住在加州，一个女儿住在巴黎，另一个儿子住在蒙特利尔。当母亲给她的孩子打电话，或者已成年的孩子给住得很远的兄弟姐妹打电话，谈论起他们父亲发生的变化，远在外地的家人可能会觉得这个变化其实并不太大，认为打电话或写邮件来的人过分担心了。"你肯定能搞定这些的，我们刚刚去看望过他们，一切都看起来没问题。"他们可能会这样说。家庭成员会编出无数的借口来避免自己参与到照护中。其中两个最主要的原因分别是对处境的理解和金钱。

● **对处境的理解**。了解认知症人士现况如何的唯一方式就是当面看看他。没人能远距离地理解如此深刻的经历，包括美好的和艰难的部分。如果别人来看望时，他刚好是正常的、舒服的、平静的，来访者会觉得一切都如常。如果你刚好让事情一团糟（失禁、愤怒、心不在焉、烦躁不安），来访者会觉得你没有照顾好他。对于每位伴侣来说，想办法让其他家庭成员了解他的真实情况非常必要。

● **金钱**。在认知症整个病程中，尤其是病程晚期，他和伴侣的开销会很大。哪怕想在家里短暂喘息休息一下，都得要花钱雇人来陪伴他。由于没法开车，出行要支付出租车的费用；以前"他"自己能修理的东西，现在需要花钱请工人来修。一切事情都在增加开支。如果家庭决定让他和伴侣住进协助生活社区中的记忆照护区，认为这样对他俩来说是最好的，那么开销会变得更大，会不断消耗整个家庭的储蓄。家庭成员离得越远，他们就越不理解照料之中最真实的代价是伴侣的心理健康，这也是没有人能承受的损失。家庭成员因为金钱问题产生冲突是常有的事。

让陌生人参与到一个人的生活中并非易事，然而很多时候如果不这么做，就会导致负担过重。目前，有很多专业人士愿意提供帮助，无论是上门服务还是在养老社区当中。

● **阿尔茨海默病协会**。每一个当地的阿尔茨海默病协会都开通了帮助热线，会有接线员提供服务，他们通常是对阿尔茨海默病有经验的志愿者而非自动语音信箱系统，他们会回答你的问题，或者把你的电话转接给其他能提供帮助的人。此外，阿尔茨海默病协会还组织支持小组，患有早期或中晚期认知症的人可以在小组中交流彼此的困惑与担忧，有时可以与伴侣一起参加，伴侣也可以分享他们的故事。此外，协会也会经常开展课程与举行会议，帮助认知症人士及其伴侣获取新的有帮助的信息。

- **为认知症人士的伴侣开设的支持小组。**医院或其他社会团体开设的支持小组不仅能提供互助支持，也给伴侣们提供了表达沮丧、期待、恐惧、快乐、失望等情绪的机会，并分享认知症的馈赠。伴侣能与那些帮助他们的人分享自己正在经历的事情，计划下一步能做的事，以及看到每一个处境中积极的一面。

- **为患有早期认知症的人及其家属开设的支持小组。**在病程初期，刚刚得知自己将与认知症终身为伴的人和他们的伴侣，也许能够与类似处境的人分享他们的希望与失望。如果支持小组的引导者富有技巧和人文关怀精神，那么参与其中的人就能相互了解、讨论，并最终与他们当下的处境拉开一段距离，同时看到好的一面与坏的一面、幸运的一面与不幸的一面。

- **老年照护经理。**老年照护经理（geriatric-care manager）是专业人士①，他们的职责是了解家庭处境，确定并提供所需要的帮助，尤其在伴侣或者认知症人士年纪很大时。老年照护经理可以协助找到一位律师来处理财务事

---

① 老年照护经理是能够帮助家庭评估与识别老年人照护需求、寻找解决方案、对接照护资源的咨询师，通常是老年学领域的注册护士或者社工，其咨询服务通常按小时收费。——译者注

宜，可以联络能够提供适宜交通工具的机构，或者针对伴侣和认知症人士的需要推荐合适的居住形式。

● **认知症治疗方面的医学专家**。对于刚刚得知自己或另一半患上了认知症的人，甚至是已经患上认知症一段时间的人，他们都需要去学会面对医疗问题。具有认知症专业知识的医生能够帮助你理解认知症的生物学原理，也能帮助你选择服用药物的种类（如果需要服用的话）。真正的医学专家还能给出最好的非药物治疗的建议。此外，医学检查能鉴别出其他伴有一定认知症状的疾病，如贫血、抑郁和甲状腺疾病，而这些疾病是可治愈的。确认自己是否真的患有认知症并及时应对很有必要。

● **认知症治疗方面的医疗保健专家**。其他的医疗保健领域专业人士，如心理医生、护士或神经学家，也同样能提供帮助，只要他们具有深入而广泛的认知症知识，了解该病的动态过程，以及可用的药物与非药物的治疗手段。

● **养老社区中的医护专家**。即便没有打算住进协助生活社区或者护理院，其中的医疗保健专家或其他方面的专家也能聆听你的需求并提供一定的建议。

社会照护资源和专门照料社区

社会照护资源和专门照料社区在疾病发展到特定阶段时可能帮助认知症人士及其伴侣。一旦伴侣发现他们无法自己搞定所有事情，并且尝试这样去做将给双方带来极大的压力和困扰时，了解其他居住方式便是至关重要的。社会照护资源和专门照料社区包括一系列连续的照护形式，从居家照护到机构照护都有。

连续照护形式并非与疾病的进程一一对应。认知症人士也许永远不需要入住护理院，或者也许会在找到一个合适的协助生活社区之前暂时入住护理院。医院也许在疾病早期能够起到特定的作用。一个人可能从不去参加日间照料中心的活动，伴侣也可能定期利用它来获取喘息的机会。协助生活社区的记忆照护区可能会作为疾病早期的一个照护选择，也可能持续照护个体直至临终。临终关怀项目则显然是当走到生命终点时的一个照护选择。

即便认知症人士及其伴侣并没有计划利用上面的这些社会照护资源，所有相关的人也都需要了解哪些服务和设施是可以用的，它们都能提供哪些支持。请记住，当伴侣能够照顾好自己时，认知症人士也会变得更好。

一系列的社会照料资源包括：

居家照护和居家医疗服务。对于居住在家中并需要帮助的人，可以聘请助手到家中提供多样化的协助。这既可以通过雇一个帮手实现，也可以通过一些服务类中介机构完成。老年照护经理也可以参与其中，协助安排这些服务。居家照护人员通常能够胜任一些生活性事务，如购物、做饭、打扫卫生。如果你需要医疗相关的照护协助，如包扎伤口、药物管理，那么就要请一位居家医护助理（home health aide）。如果被照护者是认知症人士，那么提供居家照护的人需要经过专门培训，了解疾病知识、相关症状及非药物干预的多种方法。同时，他还需要了解并且能够应对一些特殊情况，一些认知症人士表示不希望有陌生人到家中，并且会在照护人员刚进门的时候就尝试激怒她。此时，如果照护人员受到了专业培训并能从容应对，那么她就能够和这个人交朋友并顺利开展工作。如果需要照护人员在家中过夜，那么她必须做好整夜不睡的心理准备，不能因为白天还要做另一份工作而抱怨缺少睡眠。一个称职的照护人员能够有效地帮助认知症人士的伴侣减轻负担，从而使其获得喘息的机会，缺少专业知识和技能的照护人员则起不到太大作用。

社交类或医疗康复类日间照料项目。在家生活和居住的人，可能也需要白天去到家门外的、安全的场所中参与丰富的活动，吃上一顿健康美味的午餐。对于需要休息，又希望爱人安全、生活丰富的伴侣来说，可以带他去参加日间照料中心的活动，由你们共同商量决定。日间照料中心通常会提供接送服务，一个中心往往会偏重于社交活动或者医疗康复项目。以社交活动为主的日间照料中心会提供全天的各类文娱活动。医疗康复类日间照料中心则可能包括提醒用药、辅助服药及康复锻炼等服务，同时也会提供一些文娱活动，协助日常的生活起居，使参与者能够度过愉快的一天。

协助生活社区中记忆照护区。一些人可能会认为入住集中式的养老社区中能够更好地满足他们的需求。此时，有必要区分普通的协助生活社区和其中的记忆照护区。这类有居家感的记忆照护区中空间环境通常会经过专业化设计，一般设有安全围合的花园；工作人员都受过专业训练，知道如何更好地与认知症人士交流并提供帮助，并且会开展一系列专门为不同病程阶段的人设计的活动。记忆照护区通常也会鼓励家属继续作为他们亲人生活的核心部分，不限时地、尽可能多地来探望。

护理院中的特殊照料单元。当他身体状况需要 24 小时的护理，或者只是觉得他需要 24 小时都有护士在场才感到安心时，可以选择入住护理院。绝大多数护理院，或者那些能够接收认知症人士的护理院，都为这一人群设有特殊照料单元（special-care unit，SCU）。然而在美国，仅被确诊患有认知症通常并非一定要入住护理院（skilled nursing facility，SNF）才能得到良好的照顾。同时，SCU 也并非都是一样的，不同护理院的 SCU 照护品质可能有天壤之别。有些设置了门禁和报警装置的"病区"，即便照护人员没有经过专门训练，有时也被称为 SCU，但它们其实难以提供专业的服务。高质量的 SCU 有经过专门培训的工作人员，以及专门的照护与活动安排，空间环境也通常会有居家感的特征，与协助生活社区中的记忆照护区相似。因此，很有必要仔细地评估所选的 SCU，确认是否适合入住者本人和家庭的需求。

医院。在紧急情况下，医院是寻求帮助的最佳选择。伴随着疾病的发展，独自居住的认知症人士可能由于缺少他人看护而需要紧急救助，如一场事故，营养不良，或者一次跌倒。此时，医院成为最佳选择。让医护人员了解这个人患有认知症至关重要。从到达医院的那一刻起，他们就需要知道这一情况，从而能够更好地提供专门照护，允许他的伴侣或者朋友能够全程陪护，以缓解他的焦虑，及向医护人员解释他想要表达的内容，避免误解。医护人员也需要经过专门的认知症照护培训，知道如何提供专业的照护服务。

临终关怀项目。在生命的尽头，临终关怀项目中会有许多人帮助认知症人士和家属度过最后一段旅程。作出决定时，需要确保这一项目的工作人员受到过专门认知症照护培训，懂得如何回应认知症人士。

一种共通的照护理念

当家庭雇用保姆全天照顾孩子时，通常会通过面试了解她的育儿观。她更倾向于让孩子看电视，还是带领孩子做游戏？天气好的时候，她更倾向于带孩子出去走走，还是留在屋里？她对给孩子订立规矩有什么看法？孩子跌倒了、弄伤了膝盖她会怎么做？家长通常会确认保姆的做法是否和他们一致，从而确保在他们不在时孩子受到的对待也是连贯一致的。

同样的道理也适用于认知症人士，以及那些想要请专业人士分担照护工作的伴侣、家人。这一过程通常包括以下步骤：

● **想清楚你的需求**。在疾病最开始，认知症人士需要和他身边人说明，当他最终需要照护时，他倾向于怎样的照护理念。很重要的一点是，要在寻求专业照护者帮助之前就完成这一步骤。不要对别人所定义的照护路径作出直接反应。和你的伴侣讨论和决定你想要怎样的生活方式。做一些必要的功课，如读书、参观、听讲座、和他人交流，参与阿尔茨海默病协会的早期阶段支持小组等，然后再做决定。

- **坚持与和理念相同的专业人士协作。**认知症照护有许多不同的理念和方法，所有的理念和方法都有可能是合理的。不要仅因为别人有更多的经验、更高的学历就完全听信于人。如果为你提供服务的专业人士劝你抛弃自己的信念，请离开他并另寻他人。

- **与你的伴侣和专业人士就临终照护方式达成一致。**临终时的治疗方法和决策需要协商一致。

- **治疗方法。**本书展现了对于认知症人士和疾病本身的一种治疗理念。这一理念包括了非药物干预方法（环境、交流方式、活动开展）及适当选用药物，以达到一种协调一致的治疗效果。优先考虑非药物干预方法，只有当非药物干预方法没有产生预期疗效时才采用药物治疗。家人和伴侣都需要坚持去找到那些与他们理念相合的专业人士，无论是我在本书中提到的这一种，还是其他理念。

- **临终决策。**认知症人士临终时，对于一家人、配偶或者子女所做的决策，本书并未站在任何道德立场上。无论作出怎样的决定，必须考虑本人的意愿。参与其中的专业人士也必须尊重和秉持这样的观点。

- **强调专业培训。**认知症不是正常的衰老，它是一种老去的过程中部分人可能会患上的疾病。年龄越大，患病并表现出症状的概率就越大。寻求医生的建议、诊断、药物和非药物的治疗方法时，需要首先确认他是否接受了专门的认知症培训。对于认知症人士和他的家人、伴侣来说，都需要找到在生活、治疗和临终等方面与他们理念相合的专家，以尽可能减轻痛苦和折磨。

如果一个社区照护项目符合你的治疗与照护需求，无论是居家照护、日间照料、协助生活社区、护理院、医院或者临终关怀，应坚持去了解这个项目的专家和护理人员是在哪里接受的专业培训，培训的方式是怎样的。不要仅去了解他们学习了多长时间，还要去了解他们学到了什么。所有人都有权利和责任去问这样的问题。当有人辩解说你可能很难理解这些培训项目的专业细节时，也不要允许他们逃避回答。

每一类针对老年人的照护服务项目都有专门针对认知症的服务。在居家照护领域，有受到专门训练、能够与认知症人士顺利沟通的上门服务项目。对于日间照料和临终关怀项目也是如此。对于伴侣来说，十分重要的是能够与那些真正了解这一疾病的人共同分担照护重担，并学会依靠那些能够满足她特殊身心需求的服务项目和机构。

无论是在协助生活社区还是护理院中，认知症友好化和专业化的项目都会使居民的生活质量有巨大的改善。这样的照料中心会有专业化的环境设计，如近且易达的疗愈花园，同时会配有专业做认知症照护的员工，因为他们对于认知症人士有天然的同理心。

在一个高品质的认知症照料项目中，以下这些基本特征不容忽视。

● **高质量的基本医疗保健服务**。任何一个为患者提供高质量照护的场所都需要满足基本医疗保健需求。药物需要在正确的时间以正确的剂量服下。如果一个人有跌倒风险，需要采取适当的预防措施，并且采用正确步骤避免额外损伤。健康的饮食，良好的环境，吸引人并有意义的活动，这些都是高品质医疗保健服务的重要组成部分。当然，照护者需要做到不依赖言语描述，就能够及时发现居民身体出现的问题，并及时采取治疗措施。

● **家属参与**。家属比其他人更懂他。了解他过去的人生经历，并且与其建立了新关系的家属，肯定比其他人都更了解他。在高质量的照护机构中，员工深知这一点，并且会邀请家属参与到照护决策和居民的日常生活当中。家属不仅是被允许，更是被邀请将他们个人的知识和经验带入照护服务中。

● **家属作为被疗愈的对象，而不只是去疗愈他人**。正如所有慢性病或者残疾一样，认知症会影响所有相关人士的生活。在疾病的整个发展过程中，伴侣或者其他家属可能会在情感上受到影响，感到紧张、难过、生气，甚至不可理喻。在一个好的照护项目中，员工会同样照顾伴侣的心情，并邀请她作为照护伙伴，即便她有些时候会变得沮丧、"难搞"。员工会了解伴侣能做什么、不能做什么，并能帮助伴侣尽到自己的力量。

对于照护社区的员工来说，仅仅知道认知症和其带来的影响是不足以照护你的父母或者配偶的。共同协作的员工需要懂得如何去沟通，包括在艰难时和开心时。这意味着要懂得处理紧急情况、冲突，解决有关信任和其他影响身心健康的重要问题。专门的团队训练能够促进这一过程向正确的方向推进。在炉石社区中，我们为所有员工组织团队训练，使他们能够尽可能为居民作出最好的照护决策。

如何衡量一个团队或者一个组织是否值得信赖？如果只能用一个指标，那就是富有同情心。当我的朋友与同仁，医养环境设计与医疗文化专家罗宾·奥尔（Robin Orr）发现自己患上了癌症时，她感到自己被医疗体系绑架了。在长达一年多的各类放疗和化疗之后，她决定通过讲演告诉大家，在疾病治疗和照护中最为缺失的是同情心。自从她第一次开始围绕同情心这一主题发表演讲，我们就一直共同努力，试图去界定一个富有同情心的组织应该是什么样的。有同情心的组织和没那么有同情心的组织会有哪些差异？我们所探索的方法包括：让医护人员同时得到和患者一样的尊重和尊严，每一个人都在身、心、灵三个方面受到关照，每个人的生活方式都得到妥善的安排，快乐成为照护文化的一部分。我们共同的愿景是让同情心在医疗和疗愈过程中变得"可见"。然而，如果你刻意凸显它——"欢迎来到富有同情心的记忆照护区"，那么你就已经丢失了一部分你在找寻的同情心。在全球演讲中罗宾也会不断询问听众，在医疗和疗愈服务中哪些指征能反映同情心。当你在为自己或者亲人寻找一个合适的照护机构时，也可以留心去看看这些指征。

同情心在照顾自己的过程中也扮演着重要角色。那些通过其他途径减轻你的工作和情感负担的方法，依然无法代替直接地照顾和关爱自己。在这趟旅程的某些时刻，你肯定会需要面对这一事实。

照顾好你自己

那些认知症人士的照料者往往不会好好照顾自己，他们也往往比被照料的人更频繁、更长时间地生病。

在西方哲学中，同情心（compassion）一词指的是对他人的困境或者遇到的问题有所感知。例如，在《剑桥美式英语词典》中，同情心的定义是："对于他人正在遭受的痛苦或者厄运怀有一种强烈的怜悯和悲伤，并想要提供帮助。"

一个富有同情心的人能够感受到他人陷入麻烦，需要帮助。对于他人极端的同情心则会让一个人不停地奉献自己直到病倒。与认知症共处既漫长又需要投入大量精力，很容易引发极端的同情心。

在佛教哲学中，同情的概念是指一种理解和怜悯的感受，即慈悲。不同的是，佛教中的慈悲是一个人对众生所怀有的感受，也包括他自己。这种慈悲是对所有生灵，最终会导致一个人照顾自己，而不是为了他人牺牲自己，因为那是毫无道理的。

如果伴侣生病了，那么认知症人士也会跟着一起受罪。在疾病的全程中，意识到有另一个人陪伴着自己是支撑着患病之人走下去、保持心气的重要因素。在疾病初期，他们会感到自己的伴侣能帮助他们与当下的生活和社会保持联结；在疾病晚期，家属可能不再会感受到认知症人士能意识到她的存在，或者认识她是谁。而事实并非如此。她也许不能准确地说出你的名字，但她脑中的杏仁核会让她了解和感受到来自他人的爱和关心。配偶、孩子、兄弟姐妹或是朋友对于认知症人士来说，从始至终都是重要的情感依托。

以下是为遇到困难的家属提供的一些重要建议。

- 在自己的能力和局限范围之内生活
- 不要不断突破极限
- 建立自己的生活和节奏
- 建立一至两条生命线
- 学会说："请帮帮我"
- 学会放弃

在自己的能力和局限范围之内生活。你今年多大年纪了？你的健康状况如何？你能承受的限度在哪里？你需要照顾多少人——丈夫，孩子或者其他长辈？你有自己的工作并需要完成一定指标吗？这类问题的答案决定了伴侣能够承担多少照护和疗愈的职责。

你的健康取决于你是否在自己的能力范围之内生活。没有人愿意承认自己是终有一死的、易犯错误的、具有平凡人性的，或者说无法总是做到如己所愿的。但是如果我们不能生活在此刻自己的能力范围内，患有认知症的那个人也同样会感到痛苦。

不要将自己逼到极限。当被问到他们何时会采取行动，如寻求帮助、寻找其他的居住选择、参加支持小组，很多伴侣都会说"现在情况还没那么糟糕"。还没那么糟糕！

想想这意味着什么。这意味着伴侣对于每一个行动的考量都是基于他不崩溃、不病倒的前提下，所能承受的不适与痛苦的极限。放弃这种思维方式，这对于每一个伴侣的健康，以及双方互助、互怜都非常重要。对什么时间采取行动的考量，应该是基于什么时间是对这段关系最有利的，即使认知症人士和他的伴侣都能受益。在采取行动之前，人们越久观望和犹豫，这种"还没"就会延续得越久，正如"现在情况还没那么糟糕"说的那样，此时一些灾难性事件发生的可能性也会越高，如一次跌倒，一场火灾，以及更大概率的事件——伴侣病倒。

建立自己的生活和节奏。随着认知症病程的发展，她会有一种新的生活，变成一个新的人。伴侣也同样需要建立属于自己的新生活。这是唯一能够使伴侣保持健康的方法，即便患有认知症的那位会一直是他的生活重心。

建立的新生活包括：

● 新的技能。学习如何去遵从日程规划，可以使用个人计划手册。

● 新的爱好。你不是一直想学打高尔夫吗？

● 新的乐趣。你不是总希望每天清早游个泳，每个月去看一次歌剧吗？

● 一直想去的旅行。和老朋友来一次邮轮之旅。

● 新的日程。也许你可以每天下午陪伴他，然后把上午、晚上留给自己。

建立一至两条生命线。做认知症人士的伴侣是很艰难的，无论你的心态有多么乐观，随着病程进展都会越发艰难。有时你可能会感到绝望，有时你可能清晨不愿起床。这时你需要朋友或者专业人士提供帮助，他们就是你可以依赖的生命线。

- **你可以向哪些人"发泄"？** 对哪些人你可以敞开心扉宣泄所有的苦闷和恐惧？哪些人是你可以向他们抱怨你和亲人不幸命运的？哪些人是你可以当面把那些糟透的情绪毫无保留地大喊出来的？请确保他们对认知症有所了解，并且明白你感到无助并不意味着想要放弃。

- **找到与你情况相似之人组成的支持小组。** 一直与和你处在同样阶段的人在一起是不够的。最好是找到在认知症旅程上比你走得更远的人，听他讲述你未来可能会面临的事，同时也要找到在你身后的那些人，为他们引路。这样做能够使你同时变成一个需求者、一个受益者及一个助人者。

与支持小组成员至少同等重要的是小组引导者。选择支持小组时，最好选择由专业社会工作者、项目管理者、训练有素的照护伙伴或者其他任何你所信任的人所组织的小组。引导者会精心策划使小组成员能够展开情感层面的交流，同时收获智识层面的经验。他知道什么时候应该引导人们自我表达，什么时候过多的表达会伤害到他人。引导者也是那个知道在哪里能为组员找到支持资源的人，无论是一些人还是一些书籍文章，并且能够辨别哪些资源是高质量的。如果你不喜欢这个引导者，你可以去寻找其他让你感觉到自己的需求能得到关注的小组。

学会说，"请帮帮我"。认知症带给我们的一个馈赠是，在关心他人的同时教会我们去留意自己的脆弱和局限所在。与之相关的另一个馈赠是我们了解到我们需要其他人，他们也需要我们。为了照顾好我们自己，我们只需要学会说出："请帮帮我。"

学会放弃。在这趟旅程中，总会有一个时间点你感到无法再前行了，至少在那个时刻是这样。你必须学着去做你能做的，学着放弃或者放下那些使你不知所措的任务。下面这段平静祷文中的醒世名言道出了真谛：

深入地了解自己并尽己所能，接受那些你做不到的，不要试图欺骗自己去追求那些不可能的事。

第十章

认知症的馈赠

学着付出与接受的
智慧

感情是数千年来人类称之为灵魂或精神的基础。

——安东尼奥·R·达马西奥

  确诊后，认知症人士的生活仍要继续，伴侣的生活也仍要继续。"认知症"这个术语会让人联想到很多虚假的形象：一个病态、年老、卧床不起的人，他心不在焉、遗忘家人与朋友的姓名，正快速变成一个微不足道的人（nonperson）。之所以会产生如此极端的心理印象，是因为媒体频繁地展示这类形象，是因为募集药物研发经费的人发现这种形象能够触动大众的心和他们的钱包。而像认知症人士去听音乐会或逛博物馆这种图景，并不能拨动那些潜在捐款者的心弦。这种病态、衰老、依赖他人的负面印象，还来自我们对自己患上认知症的恐惧。它提醒着：我们同样会经受时间与年龄的摧残。

  当然，这样的图景绝大多数情况是不真实的，除非我们只能通过是否患有认知症来刻画晚年生活。认知症人士的身体健康水平在绝大多数时间内与同年龄段的老年人是差不多的，他们的头脑也依然在工作，但是他们确实在日常生活中更容易发生状况，感到压力。在前面的章节中我已经讲述了积极参与生活可唤醒认知症人士与他们的伴侣。

然而，对认知症人士来说，生活中还会有其他积极的方面。对于那些坦然面对改变的人，与认知症人士一起活在当下，可以学到深刻、通常心照不宣但又令人惊叹的道理。对于他们来说，与认知症人士建立一段新的关系，就像是在拆开一份特别的私属"礼物"。在与认知症人士的关系中，我们可以学到很多与他们、与自己相关的东西。

艾伦·鲍尔（Ellen Pall）曾在 2005 年 12 月 25 日的《纽约时报》上非常有说服力地表达了在她与患有认知症的父亲建立关系的过程中，她对世界的认识是如何拓展的。

随着父亲的病情逐渐加重，他的注意力越来越放在欣赏树木上。他会指着他看到的树，然后说，"你看。"艾伦不知道父亲想表达什么意思，只好来到他的身后，顺着他视线的方向去端详这颗树。

在她和兄弟姐妹年幼时，父亲是一个亲切体贴的人，会在他们入睡前弹着吉他唱民谣歌曲。艾伦 7 岁时，母亲去世了，父亲开始疏远孩子们，并把更多的精力投入在工作上。"在那些年里，他和我不再那么亲近"，她写道，"我多么渴望与父亲的亲近"，她接着写道，"但我看到的他是冰冷的、疏远的，对个人生活漠不关心的……我可能再也不会说我们是亲近的，直到他患了认知症"。

父亲患上认知症后几年，艾伦发觉自己得到了一份礼物，即与父亲的亲密无间。她放音乐给父亲听，是来自乔治·埃内斯库（Georges Enesco）的罗马尼亚狂想曲（Rumanian Rhapsody），父亲说"这是我听到过的最美妙的音乐"，并由此开启了一段崭新的亲子关系。每当父亲看见她时，都表现出惊奇、惊喜和欢乐，也非常地和善体贴，总会与她分享他的食物。在故事结尾处，艾伦描述了父亲对于树木的喜爱给她带来的影响。

如今，我的父亲过世了，母亲也过世了，下一个就是我了……每到夏天，当我看见阳光下的树木随风摇曳，我都会惊叹于它们的美。一些叶子像硬币一样闪闪发亮，一些叶子像手掌一样摇晃着。有时，整条树枝像大臣一样鞠躬哈腰。你看！你看！

在透过父亲的眼睛看世界的过程中，艾伦与他建立了一种崭新的关系。这种方式就像是她小时候与父亲建立亲密感情那样。因为认知症，艾伦实现了很多父母与孩子从来没有达成的亲子关系。开始去欣赏一棵树，并由衷地敬畏、感到喜悦，这是一份真正的礼物。

"认知症的馈赠"，是我常邀请家庭成员与照护者共同探讨的一类话题。讨论小组中没人会以这种方式"拥抱"认知症，说："我的妻子（或母亲、姐姐）得了认知症，我非常开心。"所有人都会说，如果有什么办法能回到认知症进入他们生活之前的时光，他们一定会抓住这机会。

然而，这种机会并不存在。

我们讨论的主题是，随着时间流逝，在与亲人建立新关系过程中自我的成长才是我们能收获的礼物。

在每一次关于"认知症的馈赠"讨论开头，我会描述自己在过去 25 年间与炉石社区中居民（有些是讨论小组成员的亲人）相处的经历。我告诉他们：

我以前很易怒。在离婚以后，因为孩子们不跟我住在一起而感到生气，我把怒气撒在家人、孩子、继子身上。以前的我缺乏耐心，很少关注他人的体验。那时的我总是关注自己的体验，忽视别人。为了把生活过得更极致、更充分，我总是把每一段关系都搞得很紧张。

随着陪伴认知症人士的时间越来越久，我意识到愤怒与不耐烦对我很不利。当我对认知症人士缺乏耐心，他们会有退缩反应；当我对任何事感到生气，他们也会回以愤怒或者变得焦虑和不安。反过来，当我把注意力放在他们身上，而不再认为自己是世界的中心，则会带来深厚的友谊和美好的关系。这些年来，我把陪伴他们所学到的经验应用在了我的家庭。我与现在的妻子还有孩子维持着有爱的关系，仅仅是心无旁骛地与朋友或陌生人相处都会让我收获良多。我从所有我认识的认知症人士那里收获的是耐心、不动怒及和他人一起活在当下的快乐，即不管此刻面前的人是谁，都尝试进入他的世界中去。

很多人都和我一起，去发现从他们深爱的认知症人士那里收获的礼物。下文是他们关于"认知症的馈赠"的故事。

学会对他人的情感保持开放性。 "母亲对我、对身边的人怀有超乎寻常的情感开放性。当我开心或悲伤时，她常能比别人更早地领会，对我的回应也总是更具共情和同情心。我深知她是爱我的，我从她身上学会了让自己更加开放、更加关爱自己。"

学会珍视回忆。"只需要稍加提示，父亲就能记起很多关于童年、家庭及朋友的回忆。这些回忆似乎是恒久的，没有丝毫褪色。与他相处得越久，我就越珍视自己生活中这些宝贵的时光，我的心灵也变得越来越充实。他的一个笑容，他的双手紧紧握着我的双手，都超越语言地传达着他对我的珍视。"

拥有幽默感。"照顾患有认知症的母亲时，我会忍不住被她说的话或者一些事情逗笑。现在当我在生活中碰到一些状况时，我都会付之一笑，而不是像以前那样抓狂。"

学会接受帮助。"我以前总认为事事都要亲力亲为，我需要独自承担所有的照护工作。现在的我更能接受来自他人的帮助。接受帮助让我如释重负，所有责任带来的压力都缓解了，这真是一种幸运。"

学会照顾好自己。"我以前总认为我需要为每一个人做好每一件事。现在我意识到如果我不照顾好自己，我也没法照顾好母亲。现在，照顾好自己的感觉真得很棒——只是为了自己。"

认识到家的重要性。"我的父亲很重视环境所具有的价值。他在身边摆放着很多个人物品，这是些能够引发回忆的物件，承载着他生命中种种喜悦与悲伤。随着我重新去了解他，我更加理解家对他的重要性，也愈发地珍惜身边的人、团圆聚餐的时光和属于自己的温暖房屋。"

学会讲人生故事。"母亲比我认识的其他老年人更擅长讲故事。她有着丰富的想象力，对过去所经历的时间、空间也有着深刻的记忆。她喜欢懂得欣赏的听众。我不断打磨自己讲故事的能力，也确信这个本领会随着年龄的增长不断提高，不论在我身上发生什么事。"

学着更有耐心。"当我跟我的父亲在一起时，每当我试图加快进度，我就会意识到生活有它自己的节奏，我没法加速或者减速。他会直接告诉我，我应该放松，否则他会感到难过。每一次与父亲相处，我都会变得更具耐心、更加体贴。我缺乏耐心的特点总是暴露无遗。"

学会享受当下。"我的母亲总是活在当下。我们在一起时，我就会收到一份珍贵的礼物，即和她一起享受当下。任何对过去的悔恨，或者对未来的希冀与担忧，在我们相处时都无处藏身。即便是过了很长一段时间之后，这种活在当下的感觉仍延续着。"

学会自我觉察。"与母亲及她的朋友待在一起时，我的每一次表达、每一个动作都很重要。她们观察着周围发生的所有事，对细节异常敏感。我从她那儿学到的是，我做的每一件事对别人来说都如此重要。当我去看望母亲，我能感觉到她多么享受见面的第一个拥抱——不是通过她的言语，而是她温柔而亲切的笑容。"

学会以他人本来的样子看待他。"我母亲及她的朋友拥有的仅仅是她们自己和她们的人生阅历。尽管她们仍然保有一些技能甚至资产，但是在她们个人的魅力下，那些成就和财物黯然失色。当我们在一起时，正是她们的笑容、温柔和感知力，这些最基本的天性，构成了那个与我联结在一起的人，而不是她们所拥有的那些财物。"

学会让烦恼暂时消失。"当母亲察觉到别人有些烦恼时，她会变得沮丧。每当我开车去看望她时，我会做好准备，把生活中的麻烦事暂时从大脑中驱赶出去，无论它们是多么紧急。这是母亲得了认知症后我才掌握的一项技能。她对我的每一个情绪都十分敏感，因此带着这些麻烦事去见她是不公平的。并且，就算到访时我还想着那些烦恼，在我即将离开时，我的大脑也会是清明的、心境是平和的，至少那一刻是这样的。如今，我与朋友和家人在一起时，也会这么做。"

理解家庭的重要性。"尽管我才 30 岁，与认知症人士接触也让我意识到了生命的脆弱与短暂。现在我比以往更加珍惜与父母相处的时光，无论这些关系是多么艰难。"

意识到柏拉图是对的。"在我成年后的绝大多数时间里，我认为我懂得事物的真相——什么是真实的，而什么不是。当父亲患上认知症后，我记起大学哲学课上研读的希腊哲学家柏拉图的著作，其中一本是《美诺篇》。在书中，柏拉图将人生比喻为一个洞穴，洞穴中的人们被锁链绑住，洞穴中央有一个火堆，火光在墙上投下人的影子。现实对于每个人来说是不同的，因为每一个人看到的影子都不一样。人们看不见那团火或者他们自己，只能看见不断变化的影子。现在我认为现实就是如此。我父亲看到的影子是一个样子，而我看到的则是另外一个样子。但我们都是对的。"

学会做好准备。"我从不知道做好充分的准备是如此重要，对自己和他人都有益处。在母亲刚患上认知症时，我很难帮她穿好衣服，总是惹得她不高兴。上周，在她进屋前，我把所有她要穿的衣服都摊摆出来，这次穿衣就变得简单多了，这真是人生的重要一课。"

知道我的工作是有价值的。"当我为这些顾客（认知症人士）按摩时，他们笑得很开心。我为他们按摩，作为回报，他们让我感到有价值，我们都从按摩中有所收获。我的人生有了更多的价值，也更加享受自己的人生。"

学会顺其自然。"与我的丈夫相处之中，我学会了如何有分寸地说话和做事。我懂得了我只能做我可以做的，仅此而已。我不能去看某个演出或是参加感兴趣的活动，又怎么样呢？我不带计划地迎接每一个清晨。我变得顺其自然，而我此前从没能这样去做。"

学会应对复杂。"就认知症而言，没有一件事是简单的，一切都是那样复杂。我学了很久才学会应对这种复杂。在余生中，我都能处理好各种以前难以应对的复杂情况。"

学会让生活继续。"几年前，当我的丈夫被确诊时，我下决心要让我们的生活继续。上个月，我们去了新斯科舍（Nova Scotia）乘船旅行。我们每周都打高尔夫球。我们已经结婚42年了，一直很幸福。每一天，我只想努力让生活像从前一样快乐，我们做到了。"

学会变得柔情。"认知症打开了母亲内心长久以来关着的一扇'窗户'。如今，她第一次展现出她本性中更柔情的一面。现在我们之间的冲突变少了，我也感到自己能更深情地对待她。我开始变得更加开放，不只是对她，对其他家人和朋友也一样。"

学会给予。"以前不管我多努力去做，让父亲开心起来很难。现在他总是能露出'此时一笑值千金'般的笑容。现在如果我做了什么让他感到高兴的事，我能很明显地看出来，也使我能更从容地去付出。"

收获一种社区感。"来社区看望我的母亲是件快乐的事，因为这里所有的人都是那么兴高采烈。在这个养老社区中的每一个人都有独特的个性。对我和我的母亲而言，这里很棒。"

懂得属于自己的人性。"我已经学会放下自己的执念，即认为我的房子是特别的，以及我认为什么是美的才是正确答案。错！她们眼中的美才是最重要的。认知症人士并不关心你是谁。她们不会索要你的简历。她们想要的只是一个微笑，一个亲切温暖的眼神。她们能很快察觉一个人是否真诚。你的人性的那一面才是关键所在。"

学会建立情感联结。"和认知症人士待在一起时，你会有一种强烈的感觉，知道去做什么能让他们的生活过得更好。不用苦思冥想该做什么，或是揣摩他们需要的是什么。你就是知道，它是如此的直接。你会发现你拥有的是彼此之间的情感联结，而不是情感包袱。"

学会聆听。"人们想要被聆听。当我专注地听母亲说话，她也认真倾听我说话，我总是能恢复元气，重新聚集精气神。就好像在一场艰难的商务谈判中你离开了几分钟，重新整理思绪和能量，以更好的精神面貌回到会议中。这就是我和母亲在一起的感受，她是那么擅于聆听，而我也同样用心倾听，结果就是我感到精神焕发。"

学会接受死亡。"我们总是想要去修复一切，但是有些事是我们永远没法修复的。在照顾母亲的过程中，我真正学到的并且送给母亲的一个礼物是，坚强地面对她将要去世的事实。通过接纳她真实的样子，通过消除自己的恐惧和惊慌，我令她心绪更加平和，而我也一样。"

学会成长。"为了使自己能够应对母亲的认知症，并学会以新的方式与她相处，我必须要先在情感上、精神上、心理上成长起来。经过这次成长，我获得了希望，一种日后也能继续成长的希望与信念。"

学会组成"我们"。"与母亲待在一起时，我很难变得自我。当在一起时，如果我没能时刻与她保持密切的互动，我们就会失去彼此的联系。当我以自我为中心，她也会这么做。我必须放弃'自我'，和她一起组成'我们'，就像东方哲学中阴和阳的关系，只需要把阴与阳替换为你和我。"

看到更具善意的世界。"相比于从前，我父亲现在会表露出更多的情感。他看待世界的方式改变了，不再是竞争和占有的方式。我也学会了用更善意的眼光看待世界。"

学会滋养他人。"我没有自己的孩子，因此照顾一个人对我来说是一种全新的体验。它需要我扮演以前从没经历过的角色。照顾母亲让我受益良多。我能够有机会去滋养她。过去我总会想，无论什么情况下母亲都比我懂得更多。我放下了对她过去是谁、是什么样子的预期，开始去接受她现在的模样。我不再去想，'她比我更懂'。我的生活中，也不再只有我，我，我。"

意识到生命的宝贵。"通过每天来这里工作，我从这些认知症人士身上学到了很多。我现在有了20位祖母。每一天，我都会在一定程度上感动一些人。总有人在努力重新学着去做一些事，即便是看起来非常简单的事。从前我来工作时有时情绪高昂，有时心情糟糕透顶。现在的我能够活在当下。我发现无论一个人看起来多么迷茫，他仍然是在这里的一个人。现在，我会更多地给我的祖母打电话。在我眼中她是那么珍贵。尽管我才23岁，我已经懂得生命是宝贵的，如果不这么认为就太愚蠢了。"

拥有胜任感。"在母亲得了认知症后，我发现自己是非常富有责任心且非常被需要的。这种被需要的感觉至今仍然很强烈。我有了强烈的义务感与责任心。我还发现了自己身上具备的其他能力。我从没想过我能够帮助母亲如厕，或是在她夜里失禁后打扫干净。我学到的是，我远比自己想的要能干。"

学会重温过去。"自从母亲患上认知症，我开始以新的方式重温过去的事物。我变得更平和、宽容、善解人意。这就像是一个循环，回望过去，并从中收获微笑。"

拥有冒险精神。"我父亲常会说'杀了我吧。'然而每一天，他都会从认知症中学到新的东西。因为父亲患上认知症，我每一天都会冒各种各样的风险。现在，我更能享受生活了。"

学会理解最简单的道理。"理解人其实是件很容易的事。

我没法做到总是能理解一切，但我父亲似乎可以。他总是活在当下。上个星期，我父亲躺在床上，我们跟他有说有笑，而我的丈夫却在一旁神情紧张。丈夫告诉我们他担心自己忘了做什么事。父亲说：'没关系的。我在这里有一半的时候都是这样。'还有一次，我们在谈论这里护理员的服务质量。父亲说，'他们是一个很棒的团队。好吧，有时候你确实会希望自己能换个地方住。但是住在哪里都是这样啊'。我们都笑了，父亲用最简单的道理来看待这个世界。"

学会重视他人。"我从没想过我会来照顾父母，也从没想过我要帮母亲换衣服。我不得不培养耐心，为同时照顾好父母和四个孩子制订好计划。我的收获是珍惜生命中的那些人。"

拥有禅心。"我与父亲的关系开始变得难以置信的直接。认知症简化了我们的生活，即以一种禅心面对生活。以前我们会剖析一切事情，甚至会因为看待事情的方式不同而吵架。现在我们会直接说，'喔，这很伤人！'或者'哦。'"

学会控制。"我很感恩的是，父亲与我在相互关系中都获得了成长。他现在是一个全新的人。我小时候他并不是那么平易近人。他总是想要掌控全局，因此我会疏远他。现在，我掌控着一切，他感觉不错，我也这么觉得。"

学会对话。"每当我意识到以前和父亲很少聊天，想到我不再有机会和他聊天，我会更珍惜与他聊天的机会。我会开始想念我的朋友，然后充满感激地对自己说：'我的天呐，我可以和他聊聊天！'这也让我变得更想与别人聊天，包括给很久没联系的朋友打个电话。"

学会付出与放手。"在我母亲住进这个特别的机构前，我需要给予她很多支持以满足她对我的依赖。现在我不必再去那样付出了，因为我知道她在这里得到了体贴照护，我的内心也获得了平静。放松下来后，我和她在一起时能够嘻嘻哈哈了。你会惊讶于学会放手之后的收获。但是你知道的，尽管照顾她需要负很大的责任，我现在有点怀念那段时光了。"

理解宝贵时光。"我的收获是对自己的生活有了更好的时间感。当你看着（在这里生活的认知症人士），你会意识到时间真的在流逝。你会真的认识到什么是宝贵的共处时光。"

迎来孩子们的探望。"我的孩子们以前总是害怕去见祖父。他们不知道该如何应对祖父的认知症。这里的员工和家属对我父亲与所有其他人都很热情，这让我的孩子们大开眼界，起了很大的帮助作用。看到这些让他们更愿意来看望祖父了。"

总而言之，认知症人士教会我们拥有开放的心灵，让我们成为更好的人。我们学到的那些道理，是我们收获的礼物，不仅帮助我们改善了与他们的关系，也同样改善了我们生命中的其他人际关系。

第十一章

活 在 当 下

一种正念冥想

此刻开心，就足够了。每时每刻是我们所需要的，仅此而已。

——特蕾莎修女

过去的十多年间，许多神经学研究团队一直在探索西方科学与东方佛教哲学之间的关系。研究者最关心的问题是：情绪如何影响健康，以及冥想是否对我们的免疫系统有积极作用。在探索这些问题的过程中，其中一位神经科学家兼临床医生乔·卡巴金（Jon Kabat-Zinn）的研究工作脱颖而出，他开发了一套能够促进健康的冥想实践方法，称作正念冥想（mindfulness）。他在马萨诸塞州伍斯特市的马萨诸塞大学医学院（University of Massachusetts Medical Center in Worcester, Massachusetts）成立了他的减压诊所（Stress Reduction Clinic）。随着大家意识到正念冥想对身体健康的促进作用，他创立的实践方法越来越受到重视。

正如心理学家兼作家丹尼尔·戈尔曼（Daniel Goleman）所说，"正念冥想，剥离它的宗教外衣，其实是在练习用开放与接纳的态度去面对脑中浮现的一切。这种简单性使得它成为一种有效的压力减轻技术"。

另有一位佛教禅师释一行（Thich Nhat Hanh）采用一种引导式的冥想技术，以帮助大家在日常生活中进行冥想练习。释一行禅师基于人们在生活中常见的主题，创建了一整套结构化的引导语。在冥想时，练习者平静地吸气、呼气，同时在心中默念引导语，以消除日常生活中的压力和杂念。

时间流逝的感觉可以用线和点两种方式来描述。我们多数人体验到的时间线包括三部分：抱有很多"要是……就会……"类遗憾的过去，正在流逝的现在（我们永远没有"足够多的时间"），以及因为有太多可能性、难于预测而令人忧虑的未来。我们总是相信，对未来有清晰的图景能够帮助当下的我们作出更好决策。

线性的时间

过去→现在此刻**→未来**

我总是从过去走向未来

点状的时间

过去→现在此刻←未来

此时此刻代表了所有的时刻

认知症人士会越来越倾向于以点状形式感受时间，而不是以线性形式。有的人可能会谈论起一个已经去世很久的亲戚，就好像他刚刚拜访过。或者把60岁的女儿当作30岁的姐姐。这就像是过去和未来的经历与此时此刻交织在了一起，如同我们在做梦时，大脑无意识地把不同的时空揉合在一起。此时此刻代表了所有的时刻。

经常冥想的人，无论他们练习哪一种流派的冥想，都努力地活在当下。日常生活中，我们的大脑总是受到各种杂念的烦扰，我们会去想别的事情，而不是专注于当下正在做的事。洗碗时，我们会去想今天早些时候发生的一个对话，或是明天准备告诉别人的一些话。到了第二天，当我们和这个人待在一起时，我们又在想下个月的旅行计划。我们身处一个地方，而我们的思绪却总在另外的地方，我们没有真正地体验此时此刻。我们在街上开着车，想着正要去赴的约，却完全记不起刚才开车经过的任何景物。约会开始时，我们又开始担心起这次会面后事情如何发展，我们没有真正地享受约会，也就是说待在那里的是我们的身体，而不是我们的心。在多数自我提升、修行等活动中，冥想都扮演着重要的角色。专注于呼吸的冥想练习能帮助我们将注意力不断集中在我们实际身处的环境，以使我们的身心处在同一个时空下。

呼吸就是存在，没有呼吸就没有存在。当我们完全专注于自己的呼吸，我们就能体验到每一个正在流逝的、刚刚经历的时刻。吸气时，我们可以对自己说，"现在我在吸气"，然后随着呼吸的节奏呼气，并对自己说，"现在我在呼气"，我们专注于当下自己的存在。这是最能让我们接近当下、让身心一体的方法，也能让我们尽可能走近认知症人士的内心。

冥想中的活在当下，与认知症人士体验时间的方式极其相似，就如我刚才提到的，他们的时间体验是点状形式，而非线性形式。那些以线性形式体验时间的人通常被认为是"正常人"，他们非常努力地想要忘掉过去的遗憾，也想把对未来不可控性的担忧放在一边。与此同时，他们还会常常要求认知症人士不要以点状形式感受时间，而要去回忆过去、考虑未来。这具有讽刺意味的场景实在令人难以置信。这两种"病"所造成的窘境和反差，即一边是认知症，另一边是对过去和未来的焦虑，可以通过冥想得到统一，这是一种可以帮助我们增进相互了解的练习。

冥想练习，会使正念与同情两种心理状态成为我们的习惯。正念是专注于当下的状态，即专注于自然、动物及我们自己，以及这些事物之间的联结；同情心让我们像关心自己一样去关心他人，而不只是仅仅与他人待在一起，并且同情心是涉及所有人的。对认知症人士来说，这两种心理状态再正常不过了。意识到他们具有正念和同情的能力，能让我们保持内心的平静，也能帮我们洞见与认知症人士的相处之道。

认知症人士冥想指引

如果你是一个人进行冥想联系，开始时你可以安静地坐在坐垫或者椅子上，一只手交叠在另一只手上，双眼微睁，视线向下，然后运用腹部自然呼吸。

伴侣一起练习冥想还可以增进彼此亲密感。每天一次做10~15分钟呼吸练习，可以帮助伴侣双方保持放松和集中精神，强化正念与同情心这两种能力。伴侣可以面对面就坐，保持膝盖将触未触的距离，握着对方的双手。也可以并排坐，相互握着其中一只手，或者各自双手交叠，怎样感觉好就怎样做。如果伴侣双方都记得冥想的指导语，可以对自己默念；也可以由其中一方大声地念出来。用黑色大字把关键词写在一张白纸上，摆放在两人之间，以辅助提示冥想的流程。无论你选择什么样的姿势，冥想开始时，请双脚贴于地面，后背挺直，双眼微睁，视线向下看着地面，吸气与呼气 3~4 次。

以正念方式吸气和呼气为我们提供了控制自己的机会，不用去想我们是谁、我们在哪或是我们在担忧什么。每一次吸气时，我们默念"我正在吸气"；每一次呼气时，默念"我正在呼气"。

鲜活如花。对认知症人士普遍抱有的负面印象是有伤害性的，也是疗愈之路上的拦路石。释一行禅师指出，绘画中佛祖常是坐于莲花之上，它象征性地表达出一个理念：无论我们身处何方，每一个人都像花一般轻盈与鲜活；我们对自身的负面印象会阻碍我们实现真正潜能。每当我们抛弃自身的负面标签，换以自我绽放的形象时，我们都是在唤醒和恢复自己的独特特质，特别是患有认知症时，这么做真的很重要。在这套呼吸练习中，我们要这样默念：吸气时，念"我感觉自己像一朵花儿"；呼气时，念"这朵花儿既鲜活又有生机"。或者更简单的方法是，吸气时，念"花儿"；呼气时，念"鲜活"。

活在当下。对于患病的人或他的伴侣来说，认知症带来的痛苦，来自对过去所犯错误的悔恨，也来自对未来的担忧。意识到我们将永远与认知症相伴时，我们会问自己，"为什么那次我们没有去度假？"或者"为什么我们没有多花些时间陪孩子们？"我们也会问，"接下来几年，我们会经历什么样的麻烦和失落呢？"因此，认知症人士必须要正念地活在当下，避免被过去的遗憾与对未来的担忧压垮。吸气时，我们感受到当下，并对自己默念"活在"；呼气时，默念"当下。"

寻求帮助。认知症人士需要帮助与同情。这种疾病重大到个体无法独自应对。我们每个人都有帮助他人的本能与本领，与此同时我们也需要他人的帮助。同情既包括关爱他人，也包括看到需要帮助的自己。要学会去表达我们需要什么样的帮助。通过向别人寻求帮助，我们确认了自己的人之本性，和我们的无助及需要。通过给予他人支持，我们感到自己是强大的、有活力的、有用的，因为我们在回报那些得到的帮助。此时的冥想方式是：吸气，用一个词来代表接受自己需要他人的帮助，"需要"；呼吸，用一个词说出自己所需要的，"帮助"。

付出爱。与认知症共处的生活是孤独的。伴侣会觉得自己被爱人抛弃了，而认知症人士会感到自己在思想和记忆上越来越被孤立。爱能让他和伴侣都变得开放，去看到和感受认知症带来的新情感与能力。双方爱与被爱的能力都会增强，这是我们所有人都渴望的能力。也是我们终其一生都需要关注的能力。伴侣双方可以通过发自内心、毫无保留地、无条件地说出"我爱你"来保持相互联结。伴随呼吸，我们可以更加意识到彼此爱意的重要性，吸气时可以默念"付出"；呼气时则默念"爱"。

继续成长。当所有人都认为认知症没有治愈的办法，人们很容易放弃。然而，如果想在余生过上有质量的生活，你需要对此有希望。知道好的谈话方式能避免引发沮丧情绪，知道好的空间环境布局能避免走失，知道好的一日生活安排能避免激越情绪，这些都能带来希望。最后这个冥想提醒我们，我们仍然有机会成长，认知症是可以被治疗的，只要我们下决心改善我们的生活，并继续前进。吸气时，记得默念"成长"；呼气时，默念"继续"。

在每一次冥想的最后，我们可以回到对自我意识的控制。吸气，默念"我知道我在吸气"；然后呼气，默念"我知道我在呼气"。或者简单地说"吸气"和"呼气"，然后结束冥想。

以下几个关键词可用来引导这一冥想：

- 吸气—呼气
- 花儿—鲜活
- 活在—当下
- 需要—帮助
- 付出—爱
- 成长—继续
- 吸气—呼气

练习正念和同情心是帮助我们穿越认知症不同阶段的重要奠基石，也同样有助于建立一种鲜活而充满爱意的人际关系，这也正是这一疾病赠予我们的珍贵礼物。

致　　谢

众多的朋友、同仁和家人都在本书最终付梓的过程中起到了巨大的帮助作用，在此表示衷心的感谢。当然，书中存在的不足皆是我个人所致。

杰奎琳·C·维舍尔（Jacqueline C. Vischer），她成功说服我不需要去写 11 本书，而是以 11 个丰满的章节构筑成一本书。

肖恩·考菲尔德（Sean Caulfield），他在将艺术应用于认知症的治疗方面有着无与伦比的深刻洞见。

苏·布莱克勒（Sue Blackler），她通过每天的照护实践证明了本书所提到的治疗方法的有效性。

莎朗·约翰逊（Sharon Johnson），作为授课者，她在生活中践行着我依然在这里的理念，并满怀热情地将之言传身教成给千上万热切的照护伙伴和家庭。

丹·科鲁奇（Dan Colucci），他证明了本书中提到的想法可以作为实用的工具，在实践中具有生命力。

凯瑞·米尔斯（Kerry Mills），她代表了富有关爱之心和同情心的年轻一代。

琼·海德（Joan Hyde），她是第一个将我带入认知症研究领域的人。

比尔·基恩（Bill Keane），他在炉石社区存在之前就已经在实践炉石理念（hearthstone way）。

卡梅伦·坎普（Cameron Camp），他的理念与我如此相似，以至于人们认为我们已经共同协作多年（实际上我们并没有）。

保罗·雷亚（Paul Raia），他谦虚地向所有人讲授，专心地聆听与陪伴认知症人士是多么重要。

罗宾·奥尔（Robin Orr），她的友谊、建议和关于同情心的那些对话伴我度过了那些自我怀疑的瞬间。

莎莉·阿瑟塞罗斯（Sally Arteseros），她出色的编辑让最初的草稿得以不断打磨成为一部完善的作品。

爱丽丝·马特尔（Alice Martel），她看到了本书的意义和细腻之处，并坚持确保这一特质不会流失。

杰夫·加拉斯（Jeff Galas），他富有洞见的编辑水平使得这本书成为一个动人心弦的故事。

凯文·查拉斯（Kevin Charras），他的友谊、支持和关于本书的讨论使得书中的理念逐渐得以清晰。

辛迪·巴罗特（Cindy Barotte），她扎实地在法国实践本书中的理念，并证实这些理念并非只适合某一种文化。

安妮·巴斯汀（Anne Basting），她在艺术和阿尔茨海默病中生活，并贡献良多。

玛丽·艾伦·盖斯特（Mary Ellen Geist），她照顾着自己的母亲，并让我了解了分享书中这些理念的重要性。

玛丽·辛特拉（Marily Cintra），她教会我如何在生活中将艺术与健康疗愈交融贯通。

理查德·泰勒（Richard Taylor），他持续不断地在为社会心理学角度的认知症治疗和研究发声，如灯塔般为我们指明了方向。

拉迪斯拉夫·佛里瑟（Ladislav Volicer），他为非药物干预带来了科学家的视角。

乔伊斯·西玛德（Joyce Simard），在认知症的旅程中，尤其是在晚期阶段，她开放的心态、乐观的应对方式十分令人鼓舞。

凯瑟琳·麦克布莱德（Catherine McBride），一个优秀的榜样，她的丈夫欧文也一直给予着支持。

吉斯卡·科恩·曼斯菲尔德（Jiska Cohen-Mansfield），她深刻地理解环境与认知症人士的反应之间的关联。

约翰·基里克（John Killick），他在生活中践行着书中的理念，并使之充满诗意。

珍妮特·里诺（Janet Reno），她让我了解到实践书中的原则可能需要巨大的勇气。

克里斯蒂安·德安德里亚（Cristiane D'Andrea），她见证着、坚信着、实践着。

辛迪·赫希特（Cindy Hecht），她深深理解这些理念背后的力量并将它们传播出去。

ARTZ 艺术家们：塔尼娅·阿扎拉尼（Tanya Azarani），她是引路的先行者；卡特·卡修罗（Cat Cuthillo），她投入的摄影工作十分鼓舞人心；达莫尼·利迪朱斯（Dalmoni Lydijusse），她让我们意识到即便是一个温柔的回应也是十分有意义的；劳伦·沃尔克默（Lauren Volkmer），他深信艺术引入患有认知症者的生活这一理念，并取得了足以改变生活的成果。

加里·格拉兹纳（Gary Glazner），在那些触动人心的诗歌活动中，他的热情和洞察总是能为参与者带来欢乐。

所有拥抱 ARTZ 项目和帮助推动这一理念的组织和机构：卢浮宫及马修·德克莱恩（Matthieu Decraene），纽约当代艺术博物馆，澳大利亚国家美术馆，翠贝卡电影公司，菲尼克斯马戏团，鲍里诗歌俱乐部，纽约的大苹果马戏团，以及保罗·宾德（Paul Binder）、麦克·克里斯坦森（Mike Christanson）、安德里亚·科佩尔（Andrea Koppel）。国家艺术俱乐部（National Art Club）。

黛安·戴维斯（Dianne Davis），她积极推动着国际社会对 ARTZ 博物馆项目的认知。

朱莉·温特（Julie Winter），她总是毫不犹豫地愿意和认知症人士一起冥想。

丹尼斯·费卢扎（Denis Phelouzat），他深刻地了解了使建筑有效为人服务的艺术。

伊戈尔·托西奇（Igor Tojcic），他坚定地在伦敦和巴尼特地区的国民医疗服务体系中推广实践本书中的理念。

马克·内姆肖夫（Mark Nemschoff），他无私支持着第一届 ARTZ 展览的举办。

亨利·麦康斯（Henry McCance），他看到了在马萨诸塞州开展遗传学研究和 ARTZ 博物馆合伙人项目的价值所在。

韦恩·鲁加（Wayne Ruga），他向我展示了如果没有书，文字将是懒惰的。

弗兰克·埃托拉（Frank Ertola），希拉·巴恩斯（Sheila Barnes），艾琳（Irene），迈伦·布伦顿（Myron Brenton），沃尔夫·戈德斯坦（Wolf Goldstein）和鲁本·罗森（Reuben Rosen），他们用热情和关爱给我们引路。

邓严（Sister Dang Nghiem），她十分睿智地帮我诠释了冥想最后的结束语。

阿尔伯特·洛（Albert Low），他将冥想的力量引荐给我。

梅雷迪思·帕特森（Meredith Patterson），他超越老年照护经理的本职工作，为炉石模式提供了许多支持。

莫琳·马修斯（Maureen Matthews），她将创造性、关怀和剧本写作完美结合。

奥利维尔·德鲁纳（Olivier Drunat）和乔尔·贝尔明（Joel Belmin），他们是法国非药物干预的领路人。

米歇尔·弗里蒙蒂埃（Michele Fremontier）和梅德里克基金会（Médéric Foundation），在法国的照护一线十分有力地推广着"我依然在这里"倡导的非药物治疗方法。

让·拉德万尼（Jean Radvanyi）和安妮·拉德金斯基（Annie Raddzinski），他们一直以来的支持和关心帮助我让自己的理念不断精准化。

鲁瓦尼·达席尔瓦（Ruvani Da Silva），他听到悉尼当地电台的访谈节目并主动与我电话联系。

科妮莉亚·贝克（Cornelia Beck），她直接明了的研究让非药物干预得以日常化，这是非常重要的一步。

米歇尔·布尔乔亚（Michelle Bourgeois），她对我们所做的一切的热情态度是富有感染力的。

谢丽尔和德里克·马克汉姆（Cheryl and Derek Markham），他们将"我依然在这里"的种子播撒在澳大利亚各处，并精心浇灌。

乔纳森·莱瑟拉赫（Jonathan Leiserach），他推荐我阅读了斯蒂芬·金（Stephen King）写的《论写作》（*On Writing*）这本书。

保罗·罗伯逊（Paul Robertson），他使我懂得音乐远比语言更精准。

塞兹金·卡亚（Sezgin Kaya），他充满智慧的好奇、建议和坚定的支持极大地帮助着我精进自己的思维。

约翰·埃伯哈德（John Eberhard），在他的领导下，为神经科学与建筑学会（Academy of Neuroscience for Architecture，ANFA）打开了一扇重要的大门，他睿智的建议也永远那么令人受用。

巴里·里斯伯格（Barry Reisberg），他早期的研究文章明确了非药物干预对于减轻行为症状的作用。

李佳婧，她充满智识的友谊和对卓越的追求，使得中文译本能够真正适宜中国本土文化。

龚增良，他为《我依然在这里》打开了通往中国的大门，也即将迎接挑战，把这些理念付诸实践。

哈罗德·H.C. 韩（Harold H. C. Han），我曾在哥伦比亚大学跟他学习汉语。他多年前就建议我将职业与志趣结合，并能与一位译者合作将我的成果传播到中国。

理查德·弗莱明（Richard Fleming），在澳大利亚，他如英雄一般地扛起着"尊严、设计与认知症"的旗帜，并且在国际阿尔兹海默病项目中发挥着卓越的领导力。

科斯蒂·贝内特（Kirsty Bennett），她的判断力、对卓越的坚守和丰富的建筑设计经验持续推动着认知症照料环境的研究与改善。

参 考 文 献

Alexander, Christopher. *The Timeless Way of Building.* New York: Oxford University Press, 1979.

Arnheim, Rudolf. *Art and Visual Perception: A Psychology of the Creative Eye.* Berkeley: University of California Press, 1954.

Basting, Anne. *TimeSlips: Creative Storytelling with People with Dementia.* Milwaukee: UWM-Milwaukee Center on Aging and Community, 2004.

Bayley, John. *Elegy for Iris.* New York: Picador, USA, 1999.

Calkins, Magaret. *Design for Dementia: Planning Environments for the Elderly and the Confused.* Owings Mills, MD: National Health Publishing, 1988.

Camp, Cameron J. "Montessori-Based Dementia Programming™ in Long-Term Care: A Case Study of Disseminating an Intervention for Persons with Dementia." In R. C. Intrieri and L. Hyer, eds., *Clinical Applied Gerontological Interventions in Long-term Care,* pp. 295–314. New York: Springer, 2006.

Camp, Cameron J. "Spaced Retrieval: A Case Study in Dissemination of a Cognitive Intervention for Persons with Dementia." In D. Koltai Attix and Kathleen A. Welsch-Bohmner, eds., *Geriatric Neuropsychological Assessment and Intervention.* pp. 275–292. New York: Guilford, 2006.

Changeux, Jean-Pierre. *Neuronal Man: The Biology of Man.* Trans. Laurence Garey. Princeton, NJ: Princeton University Press, 1985.

Cohen, Uriel, and Gerald Weisman. *Holding On to Home: Designing Environments for People with Dementia.* Baltimore: The Johns Hopkins University Press, 1991.

Cohen-Mansfield, Jiska, and Perla Werner. "Environmental Influences on

Agitation: An Integrative Summary of an Observational Study." *The American Journal of Alzheimer's Care & Related Disorders and Research,* vol. 10, no.1 (1995), pp. 32–39.

Damasio, Antonio R. *Descartes' Error: Emotion, Reason, and the Human Brain.* New York: G. P. Putnam's Sons, 1994.

Doherty, Brian. "A Visit to Wyeth Country." In Wanda M. Corn, *The Art of Andrew Wyeth,* pp. 14–43. Boston: Little, Brown, 1973.

Ekman, Paul. *Emotions Revealed: Recognizing Faces and Feelings to Improve Communication and Emotional Life.* New York: Times Books, 2003.

Emerson Lombardo, N. B., L. Volicer, A. Martin, B. Wu and X. W. Zhang. "Memory Preservation Diet to Reduce Risk and Slow Progression of Alzheimer's Disease." In B. Vellas, M. Grundman, H. Feldman, L. J. Fitten, and B. Winblad, eds., *Research and Practice in Alzheimer's Disease and Cognitive Decline,* vol. 9: pp. 138–159.

Gazzaniga, Michael S. *The Mind's Past.* Berkeley: University of California Press, 1998.

Gladwell, Malcolm. *The Tipping Point: How Little Things Can Make a Big Difference.* Boston: Little, Brown, 2000.

Glazner, Gary. *Sparking Memories: The Alzheimer's Poetry Project Anthology.* Santa Fe, NM: Poem Factory, 2005.

Kabat-Zinn, Jon. *Mindfulness for beginners: Reclaiming the present moment—and your life.* Sounds True, 2012.

Kandel, Eric R. *In Search of Memory: The Emergence of a New Science of Mind.* New York: W. W. Norton, 2006.

Killick, John, and Carl Cordonner, eds. *Openings: Dementia Poems and Photographs,* London: Hawker, 2000.

Kitwood, Tom. *Dementia Reconsidered: The Person Comes First.* London: Open University Press, 1997.

Lawton, M. Powell. "Environmental Approaches to Research and Treatment of Alzheimer's Disease." In E. Light and B. D. Lebowitz, eds. *Treatment and Family Stress: Direction for Research.* Bethesda, MD: National Institute of Mental Health, U.S. Department of Health and Human Services, 1990.

Leviten, Daniel J. *This Is Your Brain on Music: The Science of a Human Obsession*. New York: Plume, 2007.

Lorenz, Konrad, with Michael Martys and Angelika Tipler. *Here Am I—Where Are You: The Behavior of the Greylag Goose*. Trans. Robert D. Martin, New York: Harcourt Brace Jovanovich, 1991.

Lynch, Kevin. *The Image of the City*. Cambridge, MA: The MIT Press, 1960.

Mace, Nancy, and Peter Rabins. *The 36-Hour Day*. Baltimore: The Johns Hopkins University Press , 1981.

Mahoney, E. K., Ladislav Volicer, and Ann C. Hurley. *Management of Challenging Behaviors in Dementia*. Baltimore: Health Professions, 2000.

McBride, Cathleen. "Setting a New Stage." Alzheimer's Association Massachusetts Chapter, newsletter, vol. 21, no. 3 (2003), p. 10.

Merton, Robert K. *Social Theory and Social Structure*. New York: Free Press, 1957.

Moberg, Kersten Uvnas. *The Oxytocin Factor: Tapping the Hormone of Calm, Love, and Healing*. Cambridge, MA: Da Capo, 2003.

Montessori, Maria. *The Secret of Childhood*. New York: Ballantine, 1966.

Nhat Hanh, Thich. *Nothing to Do, Nowhere to Go*. Berkeley, CA: Parallax, 2007.

Norman, Donald A. *The Design of Everyday Things*. New York: Doubleday/Currency, 1990.

Orr, Robin. "Compassion and the Healthcare Industry." Keynote speech, Center for Health Design Conference, Chicago, 2007.

Raia, Paul. "Sleuthing Troublesome Behaviors à la Sherlock Holmes." Alzheimer's Association, Massachusetts Chapter, newsletter, vol. 23, no. 2 (2005), pp. 1—7.

Ramachandran, V. S., and Sandra Blakeslee. *Phantoms in the Brain: Probing the Mysteries of the Human Mind*. New York: William Morrow, 1998.

Reisberg, Barry, et al. "Evidence and Mechanisms of Retrogenesis in Alzheimer's and Other Dementias: Management and Treatment

Import." *American Journal of Alzheimer's Disease,* 17 (2002), pp. 202–212.

Rowe, John W., and Robert L. Kahn. *Successful Aging.* New York: Dell, 1998.

Schacter, Daniel L. *Searching for Memory: The Brain, the Mind, and the Past.* New York: Basic Books, 1996.

Taylor, Richard. *Alzheimer's from the Inside Out.* Baltimore: Health Professions, 2007.

Teresa, Mother. *Meditations from a Simple Path.* New York: Ballantine, 1996.

Teri, Linda, Laura E. Gibbons, Susan M. McCurry, Rebecca G. Logsdon, David M. Buchner, William E. Barlow, Walter A. Kukull, Andrea Z. LaCroix, Wayne McCormick, and Eric B. Larson. "Exercise Plus Behavioral Management in Patients with Alzheimer's Disease: A Randomized Controlled Trial." Journal of the American Medical Association, vol. 290, no. 15 (2003), pp. 2015-2022.

Volicer, Ladislav. "Treatment of Behavioral Disorders." In J. Pathy, A. J. Sinclair, and J. E. Morley, eds., *Principles and Practice of Geriatric Medicine,* pp. 1135–1148. Chichester, England: John Wiley & Sons, 2006.

Volicer, Ladislav, and Lisa Bloom-Charette, *Enhancing the Quality of Life in Advanced Dementia.* New York: Taylor & Francis, 1999.

Volicer, Ladislav, and Ann C. Hurley. "Management of Behavioral Symptoms in Progressive Degenerative Dementias." *Journal of Gerontology: Medical Sciences,* vol. 58A (2003), pp. 837–845.

Whitehouse, Peter J., with Daniel George. *The Myth of Alzheimer's: What You Aren't Being Told About Today's Most Dreaded Diagnosis.* New York: St. Martin's Press, 2008.

Zeisel, John. "Creating a Therapeutic Garden That Works for People Living with Alzheimer's. In Susan Rodiek and Benyamin Schwartz, eds., *Outdoor Environments for People with Dementia.* Binghamton, NY: Haworth Press, 2007.

Zeisel, John. "Healing Gardens for People Living with Alzheimer's: Challenges to Creating an Evidence Base for Treatment Outcomes." In Catherine Ward Thompson, ed., *Open Spare: People Space.* London: Taylor & Francis, 2007.

Zeisel, John. *Inquiry by Design: Environment/Behavior/Neuroscience in Architecture, Interiors, Landscape and Planning.* Rev. ed., New York: W. W. Norton, 2006.

Zeisel, John. "Life-Quality Alzheimer Care in Assisted Living." In Benjamin Schwartz and Ruth Brent, eds., *Aging, Autonomy, and Architecture: Advances in Assisted Living.* Baltimore: The Johns Hopkins University Press, 1999.

Zeisel, John. "Universal Design to Support the Brain and Its Development." In Wolfgang F. E. Preiser and Elaine Ostroff, eds, *Universal Design Handbook.* New York: McGraw-Hill, 2001.

Zeisel, John, Joan Hyde, and Susan Levkoff. "Best Practices: An Environment-Behavior (E-B) Model for Alzheimer Special Care Units." *American Journal of Alzheimer's Care & Research,* vol. 9, no. 2 (1994), pp. 4–21.

Zeisel, John, and Paul Raia. "Nonpharmacological Treatment for Alzheimer's Disease: A Mind-Brain Approach." *American Journal of Alzheimer's Disease and Other Dementias,* vol. 15, no. 6 (2000), pp. 331–340.

Zeisel, John, Nina M. Silverstein, Joan Hyde, M. Powell Lawton, and William Holmes. "Environmental Correlates to Behavioral Outcomes in Alzheimer's Special Care Units." *The Gerontologist,* vol. 43, no. 5 (october 2003), pp. 687–711.

Zeisel, John, and Martha Tyson. "Alzheimer's Treatment Gardens." In Clare Cooper Marcus and Marni Barnes, eds., *Healing Gardens: Therapeutic Benefits and Design Recommendations.* New York: John Wiley & Sons, 1999.

网站

阿尔茨海默病协会（The Alzheimer's Association）

www.alz.org

阿尔茨海默病艺术家（Artists for Alzheimer's，ARTZ）

www.artistsforalzheimers.org

大苹果马戏团（Big Apple Circus）

www.bigapplecircus.org

鲍里诗歌俱乐部（Bowery Poetry Club）

www.bowerypoetry.com

炉石机构（Hearthstone Institute）

www.thehearth.org

约翰·迈克尔·科勒艺术中心（John Michael Kohler Art Center）

www.jmkac.org

翠贝卡电影公司（Tribeca Film Institute）

www.tribecafilminstitute.org

注：ARTZ（阿尔茨海默病艺术家）是"我依然在这里基金会"（the I'm Still Here Foundation）的阿尔茨海默病艺术家项目的注册商标。

扫下方二维码观看《认知症照护革命》纪录片预告片